U0100598

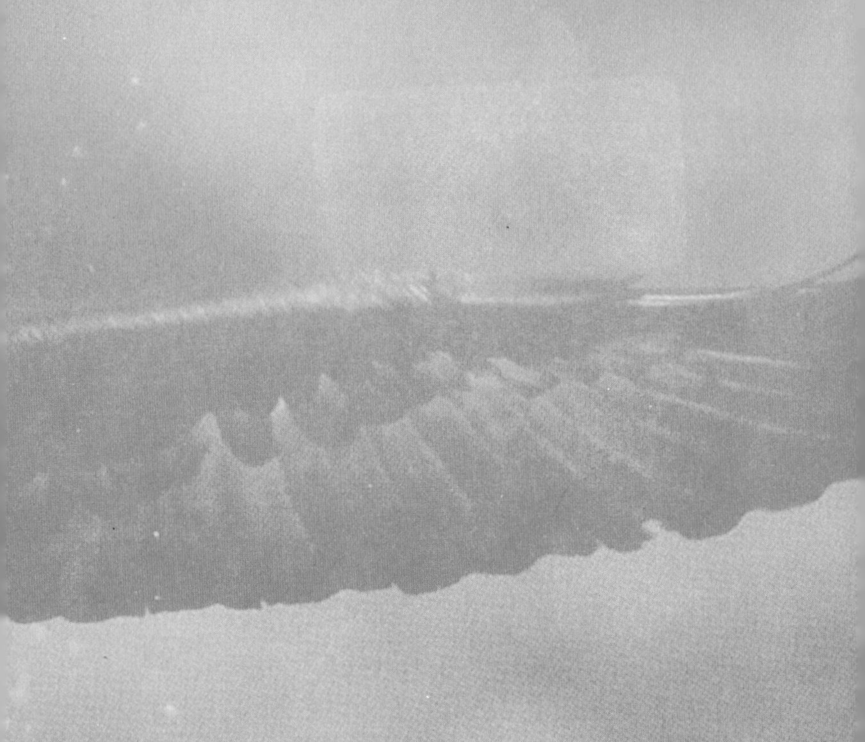

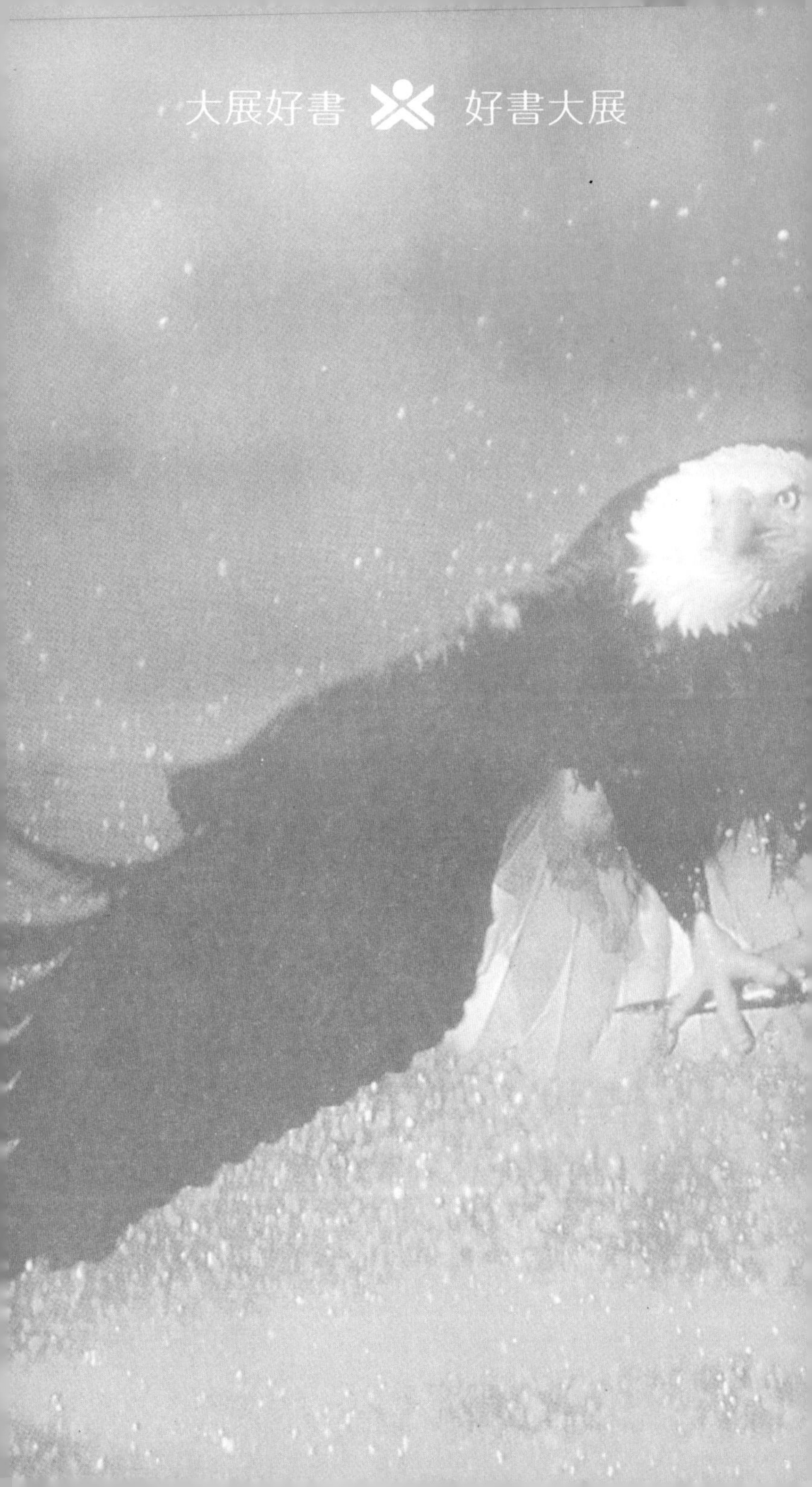
大展好書 好書大展

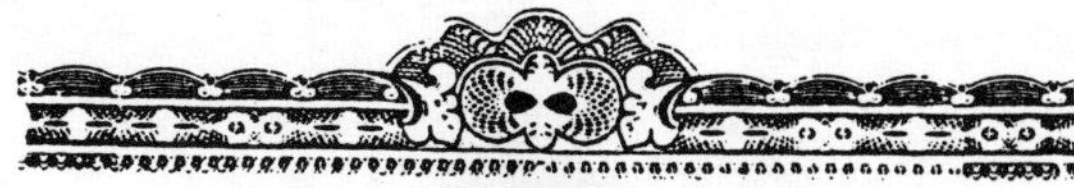

肝臟病預防與治療

劉名揚／編著

序　言

深受慢性肝臟病的終點站——肝硬化困擾的人不斷在增加。

但是，即使被宣判得到肝硬化也不必感到悲觀，因為針對肝硬化引起的併發症之醫療進步，在這半個世紀間，已經年年改善平均生存年數。最近，從被診斷為肝硬化開始，依然存活十年以上的人也很多。

一般的肝硬化大部分是因肝炎病毒和飲酒過度所引起，不過明瞭其原因，就更容易建立有效的對策。

肝臟病預防的首要方式，是以注射B型肝炎疫苗最多。一方面治療的方法則採用濾過性病原體抑制因子。

肝癌也因手術、肝動脈塞栓療法、乙醚局部注射療法等的組合治療，已經不似以往那麼恐怖了。

要保護自己免於受麻煩的肝臟病之侵入，首先要知曉敵人的本態。

本書的內容顧及要讓讀者確實地了解，特別列舉較切身的例子，努力將肝臟病的最新知識解說得明白易懂。

若能對各位有所助益，深感萬幸。

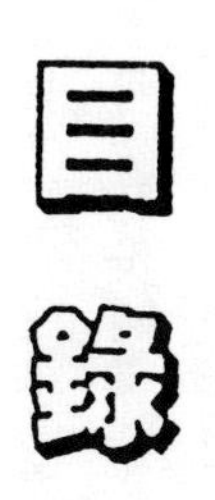

第三章　B型肝炎

目　　錄

第四章　C型肝炎

第五章　猛爆性肝炎和特殊型態的肝炎

第六章　酒精和肝臟病

第七章　肝硬化

第八章　肝　癌

第九章　肝臟病的信息

第十章 肝臟的功能

第十一章　肝臟病的檢查

第十四章　藥物和其他因素引起的肝臟病

第十五章　膽囊的疾病

肝臟病的症狀

慢性肝炎

・罹患慢性肝炎時通常不會有特殊的症狀，往往都在不知不覺中進行，所以用檢查來發現相當重要。

沒有發覺、
不在乎、不在乎

但是，稍微
有點察覺

檢查的結果
是慢性肝炎

急性肝炎

・罹患急性肝炎時會出現疲倦、食慾不振、嘔吐、發燒（A型最多）等主要症狀。

疲倦
食慾不振

嘔吐

發燒

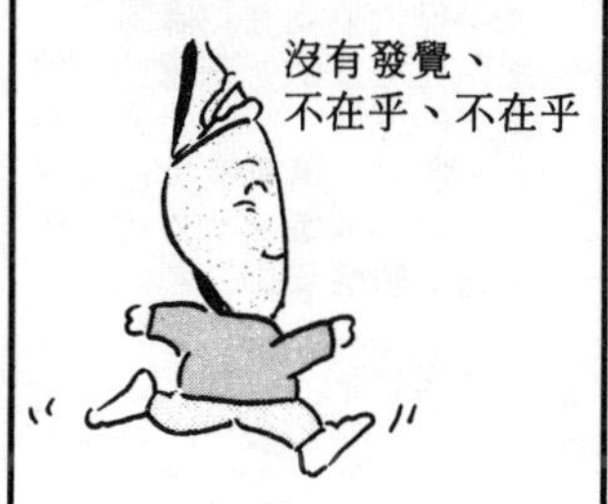

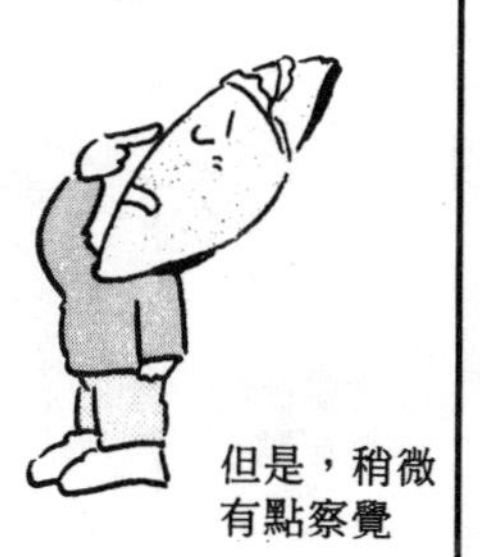

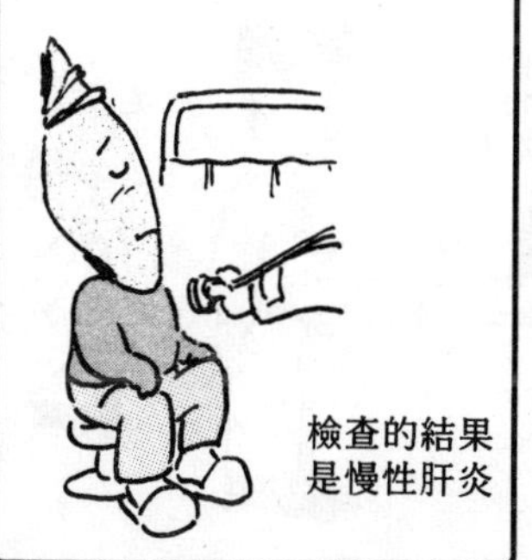

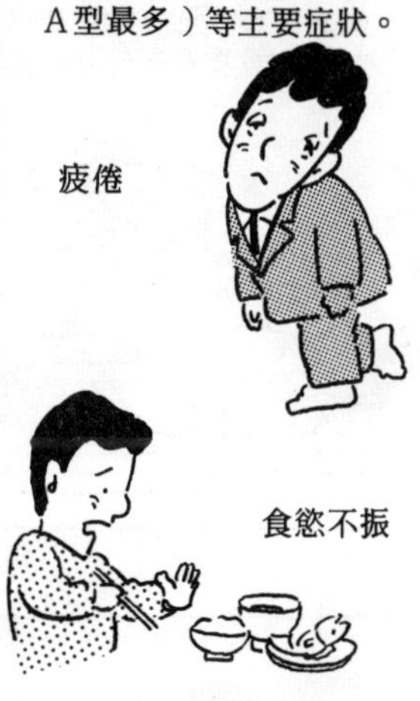

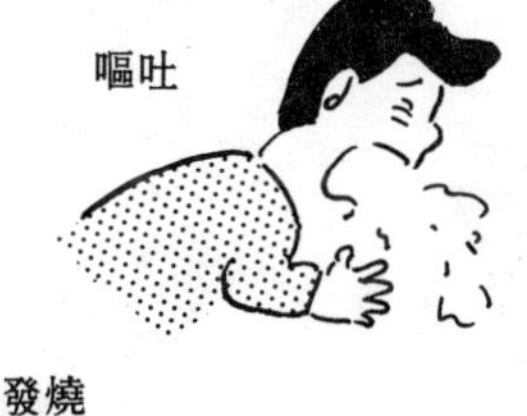

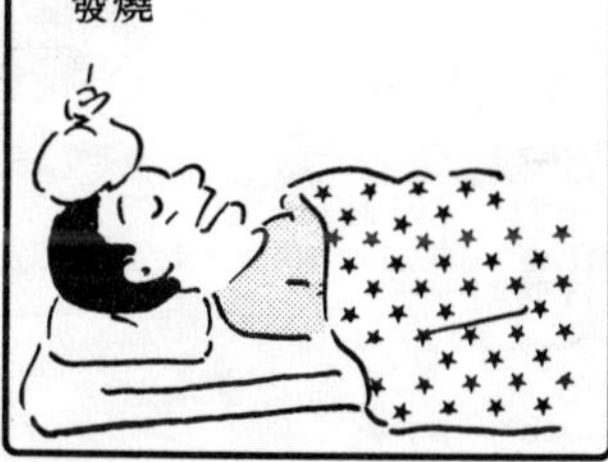

肝臟病的症狀

肝癌

・症狀出現時，已經被癌細胞侵入，所以治療方法也有限。在患有慢性肝炎時就要早做檢查，發現初期的肝癌非常重要。

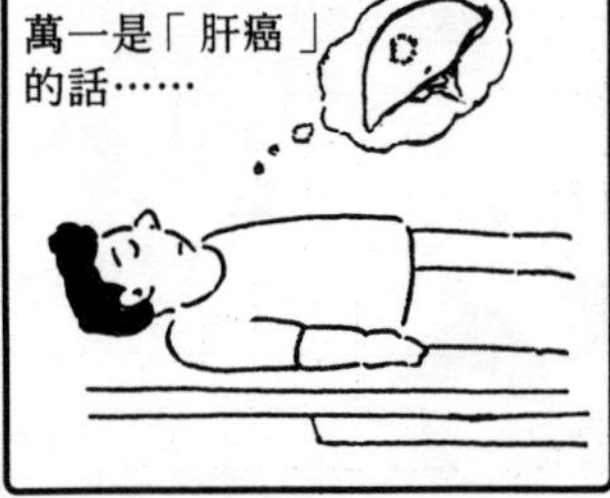

肝硬化

・可怕的肝硬化的徵兆是手掌變紅（手掌紅斑），此外有時會在胸部或手腕上部出現蜘蛛狀的紅色斑點，男性的乳房變大（女性化乳房）、痣惡化等症狀。在這些症狀出現的同時，容易造成腳腫大、腹水、異常痣的出現、及意識不清等，此外也會因食道靜脈瘤破裂引起吐血。

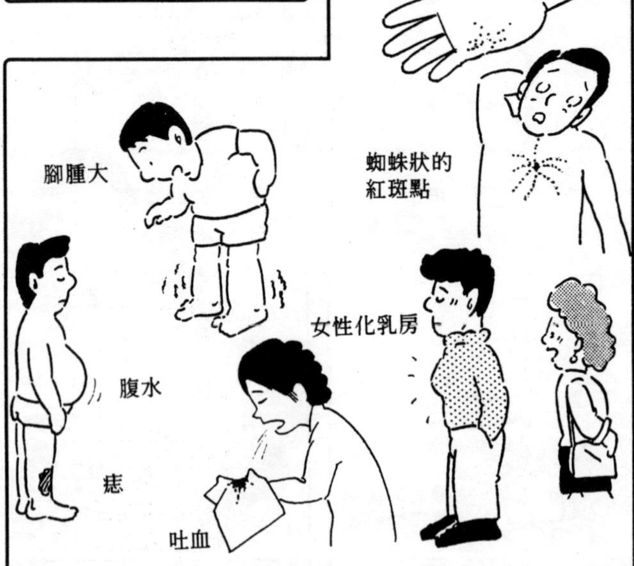

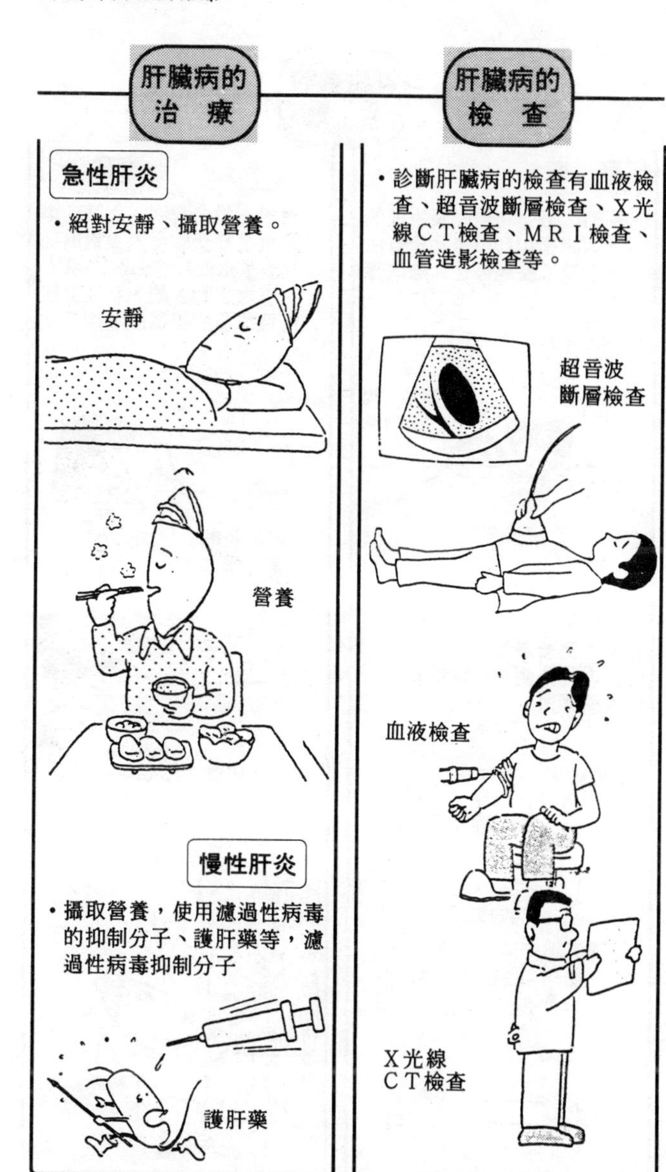
肝臟病的
治 療
急性肝炎
・絕對安靜、攝取營養。
安靜
營養
慢性肝炎
・攝取營養，使用濾過性病毒的抑制分子、護肝藥等，濾過性病毒抑制分子
護肝藥
肝臟病的
檢 查
・診斷肝臟病的檢查有血液檢查、超音波斷層檢查、X光線CT檢查、MRI檢查、血管造影檢查等。
超音波
斷層檢查
血液檢查
X光線
CT檢查

肝臟病的治療

肝癌

・癌的治療有利用開腹手術的肝切除術和肝動脈塞栓療法，以及乙醚局部注入療法等。

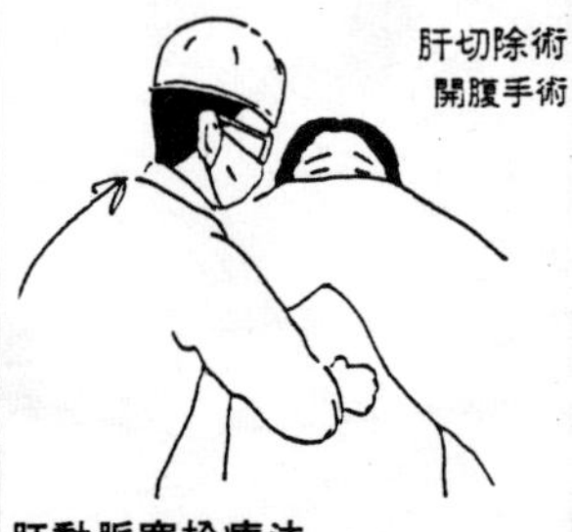

肝動脈塞栓療法
①從大腿內側部分將導管插入大動脈內。

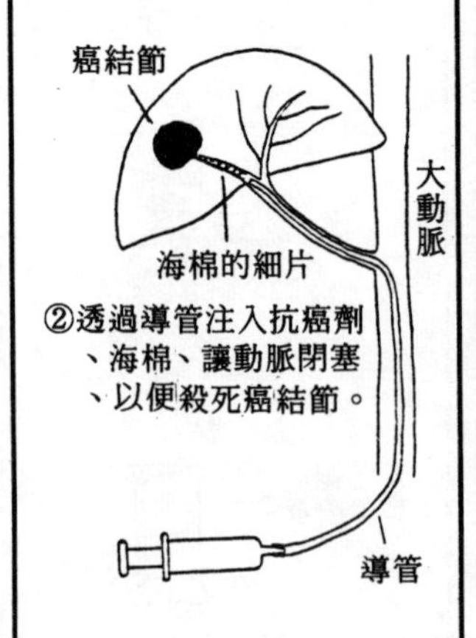

②透過導管注入抗癌劑、海棉、讓動脈閉塞、以便殺死癌結節。

肝硬化

・攝取高蛋白食物。併發症中的食道靜脈瘤用內視鏡的硬化療法和食道離斷術（手術）、腹水用利尿劑、肝性腦症用特殊組成氨基酸製劑等。

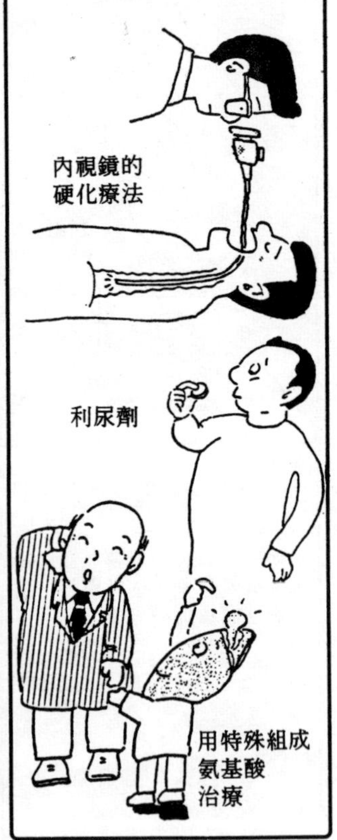

肝臟病的原因

肝炎濾過性病毒

A型經口感染
B型
生產時母子感染
C型
輸血

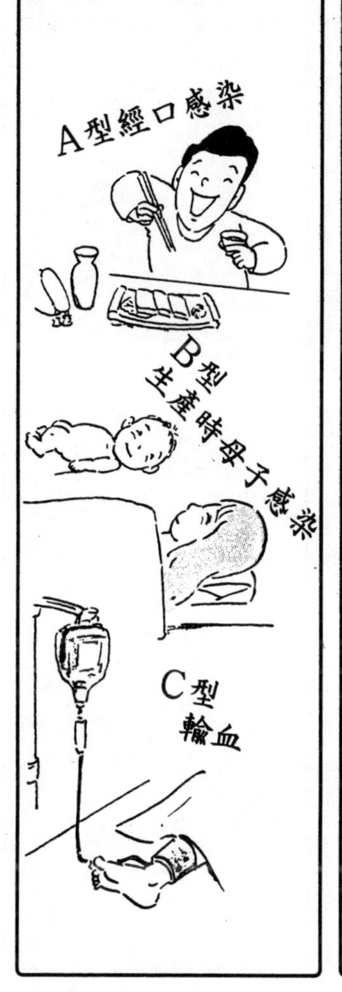

・主要的原因是肝炎濾過性病毒和酒精。肝炎濾過性病毒的感染途徑中，A型是經口感染，B、C型則是藉由血液感染，再者，檢驗因飲酒過度導致肝硬化患者的酒精含量，純酒精一噸，這等於是日本酒1升瓶裝4仟瓶、啤酒的話則是大瓶3萬5仟瓶。

酒精
1t
啤酒
35,000
日本酒
4,000

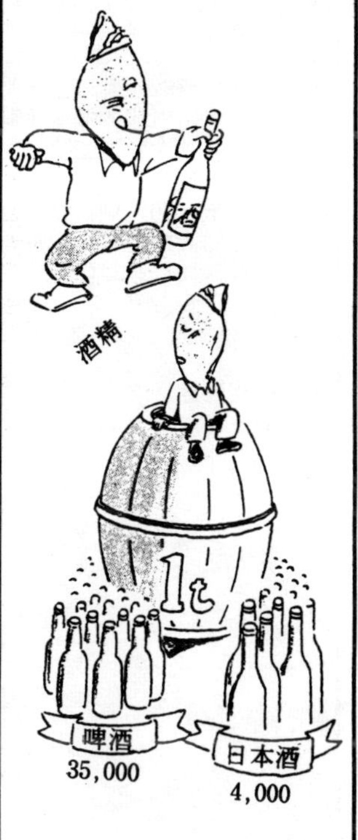

肝臟病的治療後

急性肝炎

・C型是極容易慢性化的肝炎，而A型、B型的急性肝炎則大部分平均6週內就可完全痊癒，但是這3種病毒在治療之後都有可能引起猛暴性肝炎。
1～2個月即可治癒
容易導致慢性化

肝硬化

・肝硬化形成的年齡以因B型肝炎病毒所引起的最早，其次是酒精性、C型肝炎病毒。而且肝硬化診斷後的平均生存年數、50％的人是6年，30％的人是13年，女性方面的存活情形較良好。

肝　癌

・在初期狀態即發現的話，再存活5年以上並不難。

B
A
C

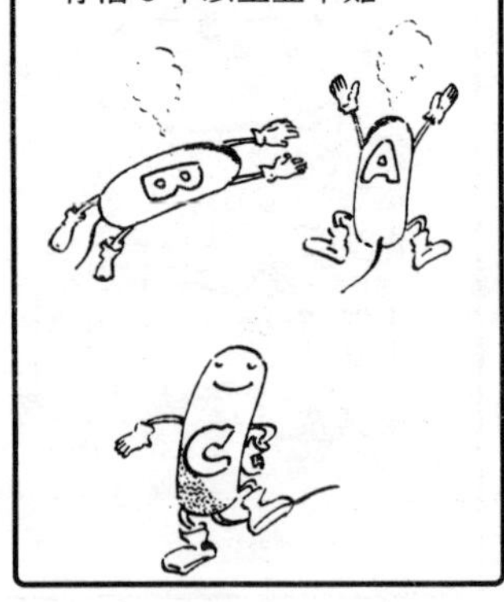

肝臟病的預防

・在疫苗方面B型肝炎病毒已經被普遍使用，A型肝炎病毒則預估不久即將可被使用。

B型疫苗
A型疫苗的期待……再過不久!!
A
C

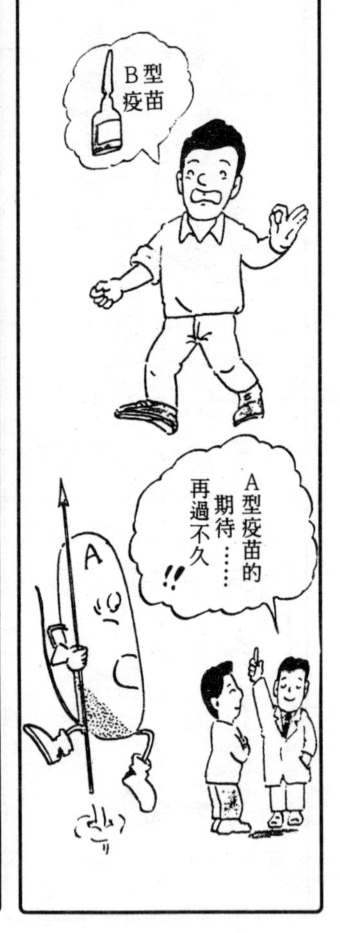

第一章

肝臟的疾病

肝臟病逐漸增加中

最近，因肝硬化而死亡的，是不是逐漸在增加中？慢性肝臟病的終點站是肝硬化，每年肝硬化的患者持續增加，在日本人的死亡原因中已經爬到第八位（西元一九八八年）。再以年齡別來看，五十五～六十四歲則跳升第四位（西元一九八八年），也就是說對正值工作盛年的人而言，是相當可怕的疾病。而且，現在日本不只肝硬化，許多肝臟病也都蔓延開來，幾乎取代以往的結核病，堪稱為國民病。

我們經常認為得了病再來慌張已經太遲了，這種情形用在肝臟病上最適合不過。不管是慢性肝炎或肝硬化等，多數的慢性肝臟病難治是有名的。

因此，切實遵守預防方法最為重要。而且，疾病的預防所需要的費用或精力，和患病後所花的醫療費及社會損失相比起來，實在少得太多。

要戰勝（預防）敵人（疾病），首先要了解對方。因此，為了不要患恐怖的肝臟病，須牢記預防方法的重點，多思考有關肝臟病的資訊。

現在由於我們沒有義務在剛診斷到肝臟病的患者時，即向衛生所或其他行政機關提出報告，所以無法提出正確的數字，但為慢性病所苦惱的人，據推測日本有一五〇萬人之多。再以病名別來看，以慢性肝炎的一三〇萬人最多，肝硬化二十二萬人，肝癌患者據推論有一萬八仟人，而急性肝炎一年間約有十八萬人發生，所以實際上總人口的約一・四％患有肝臟疾病，從國民的健康、醫療上考量，肝臟病確實是一大問題。

再者，每年因肝臟病喪命的人數中，肝硬化有一萬七千人，肝癌二萬二千人，急性肝炎中最嚴重的猛爆性肝炎也有二千人，據估算約有四萬人之多。

這其中肝癌的大部分都發生在肝硬化的患者身上，所以肝癌的預防對策是不要罹患肝硬化，萬一已經有肝硬化，也要儘量抑制肝硬化的持續進行。

肝硬化是什麽疾病

肝硬化的英文是 Liver cirrhosis。Liver 是肝臟的意思，cirrhosis 是由希臘語的 kirrhos 而來。這是因這種病而死亡的人，他的肝臟外觀因黃疸的關係而帶有黃色，因此而命名。

初期的肝硬化幾乎沒有任何症狀出現。但隨著肝硬化的進行，從黃疸（身體變黃）開始，腳腫、腹水、出血傾向（牙齦出血等），更嚴重的會出現意識障礙的重大症狀。

變成肝硬化而正接受治療的患者人數，現在據推定有二十二萬人。現在，讓我們看看厚生省所發表的人口動態統計，肝硬化的死亡人數在西元一九六六年突破一萬人大關，此後持續增加，死因順位在一九六八年是第十位，一九七二年是第九位，一九七九年以後第八位的階段慢慢攀升。

圖1　主要死因（只限疾病）的年齡別死亡數（每隔5歲）
—1986年—

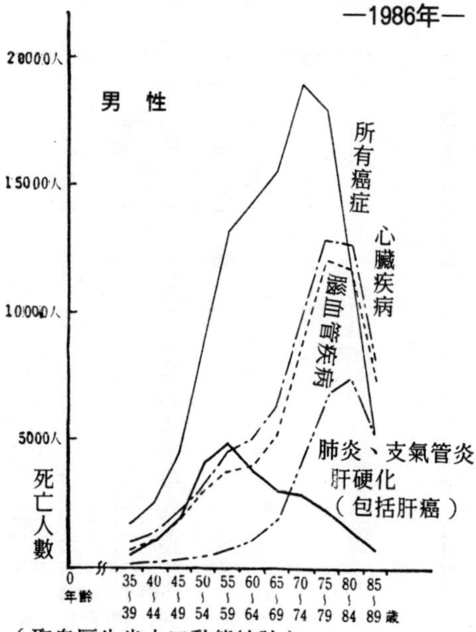

男　性

20000人
15000人
10000人
5000人
死亡人數
0
年齡
35～39　40～44　45～49　50～54　55～59　60～64　65～69　70～74　75～79　80～84　85～89歲

所有癌症
心臟疾病
腦血管疾病
肺炎、支氣管炎
肝硬化（包括肝癌）

（取自厚生省人口動態統計）

根據一九八八年的肝硬化死亡人數，已經變成一萬七千人。在死亡原因中，排除不屬於疾病的意外事故（五位）、衰老（

六位）、自殺（七位），肝硬化居因疾病死亡中的第五位。在死因統計的病名中，被分類為肝癌的，大部分都與肝硬化合併，因此肝硬化的死亡加上肝癌的死亡，重新看看死因順位，肝硬化（包括肝臟癌）應評定為所有死亡原因的第五位。但肝硬化是男性較易患的疾病。男性約二萬八千人（第五位），女性約一萬一千人（第六位），男性約為女性的二・六倍。因此，當我們注意男性的肝硬化時，從年齡別來看死亡數（圖一），五十～五十九這個應該扮演重要社會角色的年代，竟僅次於癌症而高居第二位。至於女性方面，肝硬化也在死因中占重要位置（圖二），死亡數的尖峰男性是在五十歲到六十歲的前半，

圖2　主要死因（只限疾病）的年齡別死亡數（每隔5歲）
—1986年—

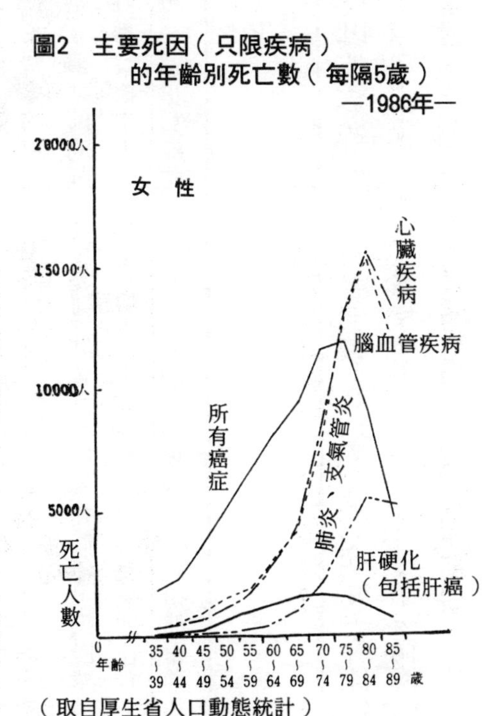

（取自厚生省人口動態統計）

女性則在六十到七十歲，約有十年的差異。關於這差異，肝硬化的病因中，酒精引起的幾乎只限於男性。

此外，肝炎病毒在攻擊肝臟時，或許會因性別差異而有障礙程度的不同。無論如何，從現在起所要談的肝硬化對策，才是深具意義的重要事實。肝硬化在日本也有地域差異。男女都有西高東低的趨勢，酒精消費多的東北、上信越地區，肝硬化當然不少，日本西南地區肝硬化死亡多的事實，據推定是這地區的肝炎病毒污染度也高。肝硬化的年齡因職業也有不同的傾向，在藍領階級的勞動者群體中，五十歲年代是一個尖峰點，專業農家則在五十～七十歲年代形成一個緩慢的高點。這事實顯示肝硬化的行進中，環境因素可能扮演重要角色。

為何會變成肝硬化

日本的肝硬化的主要原因是病毒和酒精。（圖一）所示的是東京大學第一內科最近十年間肝硬化患者的病因別，乍看之下病毒占七成、酒精占了三成。病毒可說是一種傳染病，酒精也不是日常生活中特別必須品，這麼一來，好像就有希望能夠做到事前的預防。

第二章 A型肝炎

A型肝炎是什麼樣的疾病

A型肝炎剛開始的症狀和感冒一樣，很多人直到黃疸出現才察覺到肝臟的不適。而且當黃疸出現時，通常自覺症狀已經變輕。

病例①的A先生在住院後，身體舒適多了，食慾也恢復，四個星期就能告別住院生活，血液檢查的指數也在病發後六週完全恢復正常值，再二週後就能回公司正常上班。

大人的A型肝炎，幾乎所有人都會有黃疸出現，至於小孩子就很少出現黃疸，由於比例只有四分之一，僅有發燒較引人注意，所以常被誤認是感冒。

A型肝炎不會變成肝硬化

攻擊肝臟的病毒種類相當多，其中特別愛占據肝臟引起肝炎的病毒被稱為肝炎病毒。這種肝炎病毒不只一種，有A型、B型、非A型非B型三種類。其中A型病毒侵入體內引起的肝炎是A型肝炎。

因A型肝炎死亡的人極少。幾乎所有的人都能將病毒從體內淸除，也不會演變爲慢性化，都能完全恢復健康。因此A型肝炎不會導致肝硬化。但是，一旦罹患A型肝炎就必須住院約為一個月，再回到公司上班也須一個月，所以決不能輕視。

A型肝炎病毒的原形

引起A型肝炎的是A型肝炎病毒。

從一九七三年A型肝炎病毒被發現以來，只經過二十年，在這段期間，關於A型肝炎病毒的許多問題都被一一研究出現，如今，我們所要期待的是疫苗的實用化。

這種病毒是直徑二十七nm（nm是一m的十億分之一）的正二十面體的構造，是RNA濾過性病毒，屬於和引起小兒痲痺的小兒痲痺病原同類的腸道病毒。

這種病毒在六十度、六分鐘的加熱下不會死亡，一〇〇度下加熱五分鐘，馬上就死亡。但是和胃液中的胃酸接觸並不會死亡。

A型肝炎病毒的傳染途徑

A型肝炎病毒是從A型肝炎患者的糞便中排泄出來，一旦吃下被污染的食物就會被感染，也就是說A型肝炎是一種口腔傳染的疾病。

由於怕熱，最常從生水或生冷食物傳染。

一旦入口的病毒，即使遇到胃中的胃酸也不會死，很容易就到達小腸，再從腸的粘膜進入體內。

不過幸運的是並非所有的人都會發病。（圖三）是某公司員工的HA抗體（對抗A型肝炎病毒的抵抗力）持有率，二十歲以下幾乎沒有帶有抗體的人，三十歲有半數，超過四十歲後，八成以上的人都帶有抗體。

圖3　ＨＡ抗體持有率

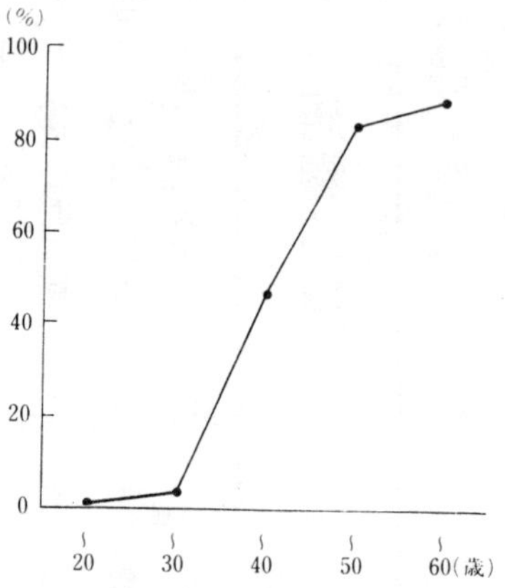

也就是說，戰前出生的人，大部分都不必擔心會患得A型肝炎，但戰後出生的人卻不得不注意。

A型肝炎病毒的汚染地區

A型肝炎在什麼樣的地方最多呢？衛生環境世界一級的日本，往往容易讓人認為不會有口腔傳染病的A型肝炎發生，但是事實上每年都有A型肝炎患者發生。

一九八三年，以東日本為主，發生了比往年更多的A型肝炎。

這種日本的A型肝炎有危險季節，就是在冬天到春天這段期間，尤其三月居尖峰，患者均集中在此，這和喜愛生吃食物的季節正好一致。

在其他的季節裡，這種A型肝炎病毒則潛伏在某種貝類（特別是雙殼貝）中。

再看看國外，衛生環境水準向十分落後的東南亞、中東、非洲、中南美等，都是危險地區。在這些地區旅行的人，經常會因發病而急速回國，或在外駐生活中感染A型肝炎而提早結束外駐工作。

我想應該很多人都還記得一九八八年發生在中國上海的A型肝炎大流行，有十萬人以上感染肝炎，這次大流行的感染源是中國人最喜歡吃的貝類。

這次流行結束後，演變成猛爆性肝炎而喪命的人極少，據說只有十人左右而已。

A型肝炎的潛伏期多久

經由口腔和飲水及食物混合進入體內的病毒，經過胃到達小腸後，開始侵食粘膜、增殖，最後攻擊肝臟，然後出現各種症狀，這段時間約須一個月。

最近剛好有一個未婚夫病發後一個月，對方也發病的例子。

另外也有父親發病後一個月，女兒也得A型肝炎的病例。

到底罹患A型肝炎的人會在什麽時候將病毒排泄到糞便中。

黃疸出現，身體變黃時期的糞便中，並沒有發現病毒。在這之前剛發生發燒、疲倦等症狀出現的前後十天中，病毒被排泄在便中，其中在病發前，排泄出的病毒最多。

因此，某人發病時，和此人在病發前一個月間有密切接觸之人的體內，病毒已經侵入的危險性很高。

A型肝炎是否有預防方法

四十歲以上的日本人，大部分都有對抗A型肝炎的抵抗力，這話前面已經提過，這種抵抗力（HA抗體）的檢驗只要取一㎖的血液就能檢查。

血液中證明有HA抗體的人，當病毒想侵入身體時，以HA抗體為主力的防衛軍就會治退病毒，所以不會有A型肝炎病發的情形出現。

這種HA抗體從人的血液所精製而成，包含在血液中的血漿蛋白裡。將這血漿蛋白注射肌肉五～六㎖，就能產生足以對付A型肝炎的抵抗力，可惜的是這種力量三個月就會消失。而且這種血漿蛋白是對疾病治療非常貴重的物質，除非對付緊急狀況，否則用在A型肝炎的預防上，並不值得推薦。

由於A型肝炎病毒怕熱，只要食用火煮熟的食物，飲用清潔的水，就能有效預防A型肝炎。

A型肝炎和免疫

和A型肝炎發病病人有密切接觸的人（比如家人同居），在感染初期注射血漿蛋白的話，八〇～九〇％可以預防發病，到了感染中期就無法預防，但可以讓病情減輕。

至於曾患過A型肝炎，或血液檢查有HA抗體的人，由於這種抗抵力一生都不會消失，所以決不會二度發病。

A型肝炎預防的確實方法是接種疫苗。這種疫苗現在還在開發階段，尚未被實用化。不過早晚有一日，撲滅A型肝炎的最佳武器會來到。

突變的A型肝炎

A型肝炎從症狀出現到血液檢查的數值恢復正常，通常平均須要六週。不過大約二十人中會有一個像B先生一樣，治療時間拖很長，最特殊的是異常情形維持半年以上。

圖4　A型肝炎的經過

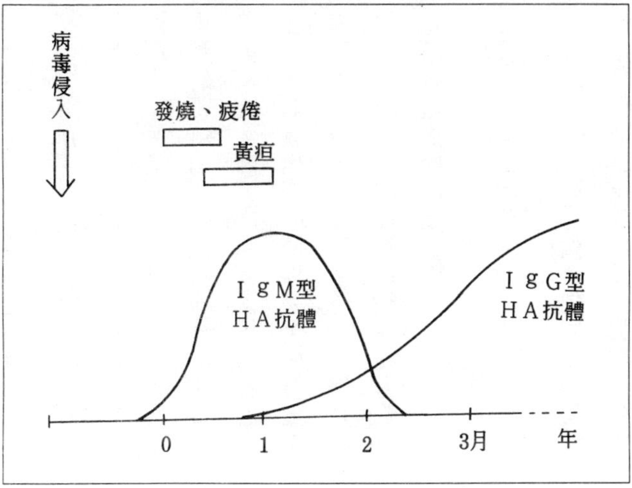

不過最難過的時期也只是剛開始的一～二週，以後就比較容易度過，而且這種人的A型肝炎不容易慢性化，一定可以根治。

持續發燒、全身無力、食慾不振、嘔噁、黃疸等症狀都出現時，急性肝炎的診斷就容易。要診斷是不是A型肝炎，不是去找病毒，而是從血液中找出從身體內的淋巴球所製造，專對付侵入的病毒的IgM型HA抗體。

這種抗體只存在發病初期的數週間，如果有的話，就可以證實現在正患有A型肝炎。病症即將治癒時，IgG型HA抗體會出現，這會殘留在血液中一輩子，如果再有A型肝炎病毒侵入體內，它就會努力殺死病毒。

出院後的生活最好如何去做

雖然A型肝炎絕對不會慢性化，但出院後要如何生活呢?首先我們要決定何時出院，眼睛看得到的黃疸消失、血液檢查中的GOT、GPT降到一〇〇單位以下即可。

但出院時，肝臟尚未恢復正常狀態，此時絕對不能喝所謂的出院酒，出院後二週先在家中靜養，等血液檢查的結果完全恢復正常值再回去上班。剛開始一週只能上班六〇%的時間，再來就可以增加一~二小時，二個月後就完全無礙。

酒、高爾夫、網球等運動要在出院三個月以後再做。急性肝炎病後的肝臟非常脆弱，千萬不要過分勉強而併發餘病。

病例① A型肝炎　　A先生　28歲　男性

二十八歲的公司職員A先生，平常就喜歡生魚片等生冷食物，一進入節令就不斷地往公司旁的小料理店猛吃生牡蠣、貝類、生魚片。大約一個月後，忽然變得全身無力，食慾也低落。

起先是噁心，接著嘔吐，覺得有點發熱，一量之下竟高達攝氏三十九度，加上家人都說眼睛的白眼球好像變黃，擔心之下便到醫院就診，醫生懷疑是急性肝炎勸說住院，住院三天後，診斷出來是A型肝炎。

病例②　A型肝炎・黃疸延長型　B先生　35歲　男性

新聞記者B先生，約一週前開始總覺得全身發熱，身體無力、食慾不佳。

由於B先生一向都努力工作，從不請假，所以也不在意，直到有一天早上，照鏡子時發現白眼球的地方好像變得淡黃。

慌張地請他太太看時，果然真的變成黃色，跑到附近的一家診所求診，接受內科醫師的檢查，證實是黃疸，且必須馬上住院。

這位先生聽完醫生的診斷再回想起來，從數天前開始尿液就變得濃黃。

住院後，食慾恢復了，身體也不再疲倦，但黃疸卻變嚴重，連汗水沾到的內衣都幾乎變成黃色。身體變癢，夜晚睡不著，到處都有搔癢的抓傷。

主治醫生說：「從血液檢查的結果來看，應該是急性肝炎，但黃疸延長也有可能是閉塞性肝炎，還是做超音波檢查吧！」不安的B先生在檢查結果出來澄清疑慮，且醫師交待「出院前還會再持續一段時間，但不必擔心」後，安心地繼續住院生活。

結果B先生的急性肝炎雖然是A型肝炎，但從症狀出現開始，到血液的肝機能檢查數值回到正常值，共花了三個月。A先生在平均值的六週就完全痊癒，而B先生幾乎花了一倍時間。

病例③ A型肝炎　C小姐　32歲　女性

因出現黃疸而住院的C小姐，在住院翌日，聽到主治醫師的檢查結果「雖然像是急性肝炎，據診斷腎臟也有損害」，因而感到憂心。

然後漸漸的尿量變少，三天後醫生宣佈「陷入急性腎不全，腎臟的功能極端惡化，所以最好明天開始透析治療」。

C小姐的病雖也是A型急性肝炎，但併發了急性腎不全。

幸好因為治療得快速，C小姐終於保住性命，安全地出院，重回家庭主婦生活。

第三章　B型肝炎

為何B型肝炎容易變成肝硬化

肝炎病毒的另一代表B型肝炎病毒所引起的肝炎，就不像前面所提的A型肝炎那麼簡單。這是因為有病毒帶原者的存在，一部分帶原者會因肝炎的長時間持續、從慢性肝炎演變成肝硬化。

會變成帶原者，除特殊情況外，病毒只限於乳～幼兒期中會進入人體。

大人一旦感染B型肝炎病毒，和A型肝炎一樣，大部分的人一～二個月就可以完全根治，但是，也有變成猛爆肝炎而死亡的情形。

B型肝炎病毒的原形

B型肝炎病毒因發現者的名字而命名為Dane粒子，全體是直徑四十二nm的球狀，直徑二十七nm的心芯部分（核粒子）外，包有厚七nm的外層成為二重構造。外層是由HBs抗原

圖5　B型肝炎病毒關連抗原粒子

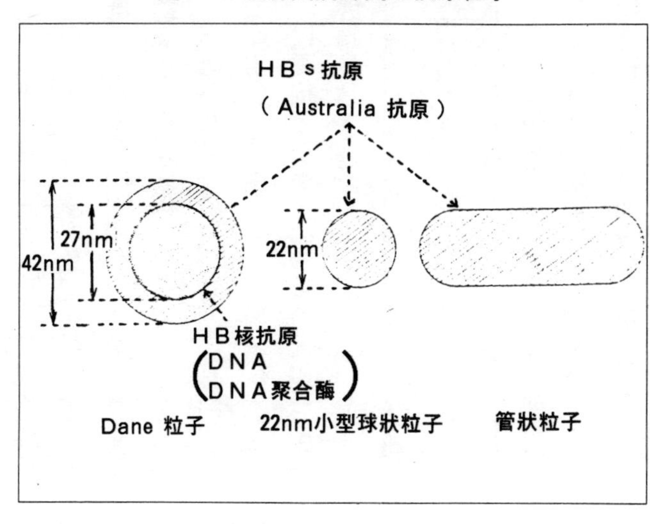

(Hepatitis B surfaceantigen)所形成，核粒子中有DNA及DNA聚合酶，這個DNA上帶有四個遺傳因子。

B型肝炎患者的血清中，除了Dane粒子外，病毒抗原的小型球狀粒子、管狀粒子也大量存在。這種B型肝炎病毒除人以外，只有猩猩會感染。

B型肝炎病毒的研究歷史

一九六四年Blunberg所發表的澳大利亞抗原，是最先被發掘的B型肝炎病毒。

但是Blunberg並不是為了找尋肝炎病毒而發現的，他是在研究分別人種差異和免疫學上的不同時，發現澳大利亞原住民的血液中有未知的抗體，所以就命名為澳大利亞抗原。

另一方面，日本在比這更早二十年以上的一九四一年裡，弘好文教授（當時北大小兒科講師）以在嬰孩的咽頭塗上肝炎患者血清時，十人中有三人會變黃疸的事實為依據，發現肝炎的濾過性病毒的病。

其後不久是一段空白時期，直到一九七〇年，大河內一雄教授（當時東大講師）在大量的輸血用血液的檢驗中，發現以往未見的新抗原，並證實這和肝炎病毒有關。

這種抗原在後來的檢討中，和Blunberg所發現的澳大利亞抗原證實是同樣，現在則被統稱為ＨＢｓ抗原。

Ｂ型肝炎和生物工學

Ｂ型肝炎病毒的感染實驗除了使用猩猩外，不能使用於別的動物，所以這方面的研究受到很大的限制。直到一九七九年Ｂ型肝炎病毒的ＤＮＡ構造被決定後，研究突飛猛進。現在根據遺傳因子操作而製造疫苗的研究已經成功。

圖6　HBV-DNA（Subtype adw）的遺傳因子圖

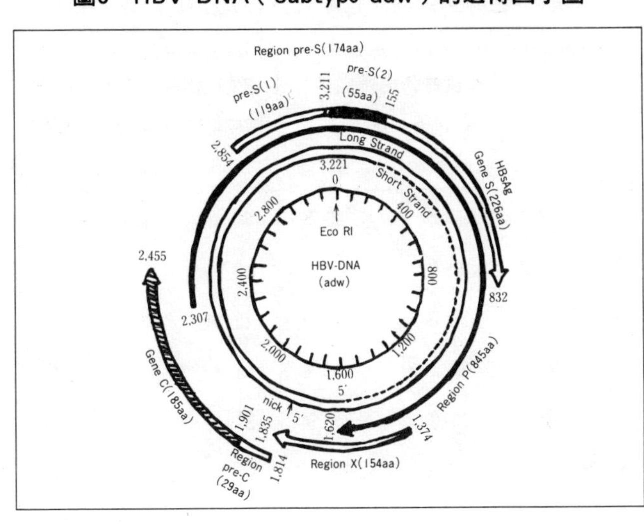

（圖六）所表示的是B型肝炎病毒DNA＝遺傳因子，連DNA的哪個部分是由什麼蛋白質製作的都可一目瞭然。

因此，將這DNA的某部分切下，於入微生物（大腸菌等）中，和它會有反應的蛋白質就會不斷製造出來。現在市面上所販賣的B型肝炎疫苗也是用這種模式製造。

HBs抗原的陽性率和肝癌的多發病地區

下表所表示的是世界各地的HBs抗原陽性反應率。日本比北美和西歐高，但比鄰近的亞洲和非洲諸國低。在日本，愈年輕的

表1　世界的肝癌死亡率和ＨＢｓ抗原的陽性率

	原發性肝癌死亡率（10萬人比率）♂	♀	肝癌病例HBs抗原陽性率（％）	供血表，對照者的HBs抗原陽性率（％）
莫三比克	103.8	30.8	60	9-15
香港	38.9	8.6	70	36
塞內加爾	24.5	10.0	42-61	11
日本	20.1	8.1	31.4	2.6
希臘	16.8	8.9	31-76	1.8-4.0
新加坡	4.2-11.4	6.8-8.0	33.6-35.0	7.8
奈及利亞	11.2	4.8	40	1.9-6.3
泰國	4.1	1.4	14	2.3
英國	2.5	0.9	16-23	1.0
美國	1.4	0.6	21	0.4

年齡層ＨＢｓ抗原的陽性反應率愈少，也就是說日本逐年變成乾淨、清潔的國家。

這原因雖不清楚，但和營養狀態的改善、蛋白質攝取的質和量的改善有密切的關係。

而且這表中也表示出肝癌的多發病地區，最引人注目的是和ＨＢｓ抗原的陽性率高地區極為一致。

B型肝炎病毒的感染途徑

B型肝炎病毒在人類的肝臟中繁殖後，有一部分會排到血液中。這被污染的血液藉由進入他人的血液而完成感染。這和A型肝炎病毒藉由食物傳染成對照。

一想到藉由血液傳染，腦中馬上出現輸血二字。不過現在日本捐血制度非常完備，輸血前都會仔細檢查，現在已經沒有因輸血而引起B型肝炎的病例。

既然如此，那到底B型肝炎是如何傳染？首先我們須先了解B型肝炎的生態。

帶原者所指的是什麽狀態

持續感染B型肝炎病毒的人，稱為B型肝炎帶原者。

帶原者的狀態是指B型肝炎病毒潛伏在此人的肝細胞內部，借用細胞內的蛋白質來繁殖。

而這種病毒也會從肝細胞滲出，存在於血液中，如此檢查此類人的血液，平時的HBs抗原呈陽性反應。

幸運的是這種B型肝炎病毒對其人體並沒有毒性，帶原者並不會為肝臟病所苦惱，當然帶原者的大部分肝臟都不會有任何障礙，生活也和一般健康的人無異。這種現象稱為無症候性帶原者，在這種情形下，此人的身體和B型肝炎病毒是和平共存。

帶原者的一部分肝臟會引起慢性障礙，也有人會演變成慢性肝炎或肝硬化，至於其中的不同是因何而起的，目前為止原因尚不明。

另一方面，帶原者的血液因為被B型肝炎污染過，一變成他人的感染原將成一大問題。不過，健康的皮膚和粘膜對侵入的病毒能完全保護，而且在我們日常生活中和他人血液接觸的機會極少，所以不用擔心。但是在性交中，B型肝炎病毒會通過細微粘膜的傷口引起急性肝炎。

日本人中每一〇〇人有一～二人是B肝炎帶原者，不過也有地區差異，在日本西部帶原者的比例比東部高，在國外，東南亞地區帶原者的比例相當高。

為何會變成帶原者

B型肝炎病毒對人類的身體而言是異物，在許多時候這種異物進入人體，馬上會被監視系統發現而拉警報，接著淋巴球或球蛋白等就會集結成防衛系統，擊敗病毒。

但是，在出生後未滿三歲這段期間，認識病毒為異物的能力尚薄弱，在此時進入體內的病毒，便居住在肝臟中，這就是帶原者的狀態。

三歲以後，當這種病毒進入體內時，不論是引起B型肝炎而治癒，或未顯出症狀抗體自然出現（不顯性感染），哪一種都不會變成帶原者。

但是也有例外。因慢性腎臟病而正做血液透析治療中的人，或重病抵抗力薄弱的人，即使病毒進入體內也不能辨認出是異物，因此，雖是成人也可能變成帶原者。

帶原者的感染源在哪裡

帶原者是三歲前B型肝炎病毒進入體內，如此一來，感染源是在同一家族內的準確率最高。

其中又以母親為感染原最重要，據推測是在生產時受到病毒感染。

這種感染的方式稱為垂直感染，夫婦間或和他人的性交而感染的情形，稱為水平感染。

證明垂直感染對帶原成立的重要，是日本的研究陣容最大的貢獻。

最近，在做產婦檢查時，必定納入HBs抗原的檢驗，在產婦的HBs抗原屬陽性反應時，一定對血液做更進一步詳細檢驗，如果證實是感染力強的血液，在生產後，馬上要對小孩做適當的感染預防對策。

最主要的預防主角是含有很多HBs抗體（對付B型肝炎病毒的抵抗力）的特殊血漿蛋白和疫苗。

帶原者如何做較好

「如果去捐血被告知HBs呈陽性反應的話，該怎麼辦？」帶著這種憂心到醫院的人愈來愈多。

這種人的血液確實危險，但這種血液偶爾接觸別人的皮膚，除非皮膚上有傷口，病毒是不能如此輕易地傳染。

帶原者要儘量不讓自己的血液和他人接觸，刮鬍刀、牙刷、毛巾等分開使用，不要和他人借來借去。

但是吃的用具倒不必分開使用、分別洗濯、或做特殊的消毒。

萬一不小心碰到帶原者的血液，只要用水龍頭的水大量沖洗就沒關係。

B型肝炎病毒帶原和HBe抗原

B型肝炎病毒帶原也有許多種狀態，可簡單區分為病毒量多的人和量少的人。

病毒量多的人，他的肝臟常受病毒的威脅，引起肝炎的可能性高。而且，身體中病毒量多的人，血液中也隱藏許多病毒，將病毒傳染給別人的可能性增高。實際上，病毒量多的母親所生的小孩，比較容易傳染到病毒。

所以帶原者應儘早辨明自己是屬量多型還是量少型。

病毒量的多寡可以利用ＨＢｅ抗原的檢驗來判定。

Ｂ型肝炎病毒關連抗原

我們醫界平常臨床常用的名詞有ＨＢｓ抗原、ＨＢｃ抗原、ＨＢｅ抗原三種。

ＨＢｓ抗原存在於病毒外側的殼部分，從血液中就能簡單地測定。相對的ＨＢｃ抗原存在病毒的心芯（核）部分，在血液中被ＨＢｓ抗原所包圍，所以無法測定。

另一方面ＨＢｅ抗原也存在核中，當病毒核蛋白質製造過多時，會和ＨＢｓ抗原一樣，滲出到血液中，所以能從血液中測定。捐血所收集來的血液要確定是否適合輸血，或接到肝臟病人門診的診察檢查預約時，首先都要先做ＨＢｓ抗原的檢查。

如果檢查結果呈陽性反應，就可解釋為此人肝細胞中有Ｂ型肝炎病毒ＤＮＡ的存在，也可說此時肝細胞正呈感染狀態。

而且病毒量的多寡也可利用ＨＢｅ抗原的檢查定出標準。

HBe抗原陽性的人，是因核蛋白製造過多，因此可認定體內的病毒也很多。

如果要知道更正確的病毒量，可利用病毒DNA的測量，或DNA聚合活性的測定方法，現在只要採取少量的血液就能測定。

民族大移動和HBs抗原亞型

B型肝炎病毒表面的HBs抗原有四種亞型。

圖七表示的是世界各國中各亞型的比例。從表上可看出日本人中，dr型就幾乎占了四分之三，dw型占了四分之一，很清楚地並不具人種的單一性。

圖7　世界（美國除外）的HBs抗原亞型的分佈

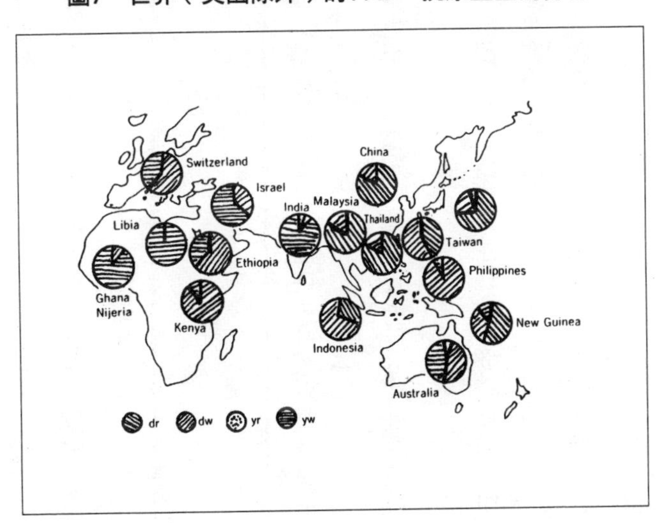

原因是這種B型肝炎病毒是由母親傳染給子女的垂直感染。

dw型以中國的北部最多，dr型則南部較多，所以日本絕對不是單一民族的國家，據推測可能是這種南北的混合民族。

對抗B型肝炎病毒的免疫反應

B型肝炎病毒對我們而言是異物。如果是大人，當這種病毒進入體內，身體就很快製造出抗體，將其排除。

由於和B型肝炎病毒有關的抗原有三種，抗體也有三個種類，其中對抗HBc抗原的HBc抗體最早出現。

其次出現的是HBe抗體，最難出現的HBs抗體。如果觀察急性B型肝炎的經過，如（圖八）所示，HBs抗體在感染後約六個月，才會在血液中出現。

這三種抗體中，只有HBs抗體有擊敗B型肝炎病毒的力量，接種疫苗所用的抗體，也都是使用HBs抗體。

圖8　ＨＢ病毒的急性感染中的病毒抗原抗體的推移

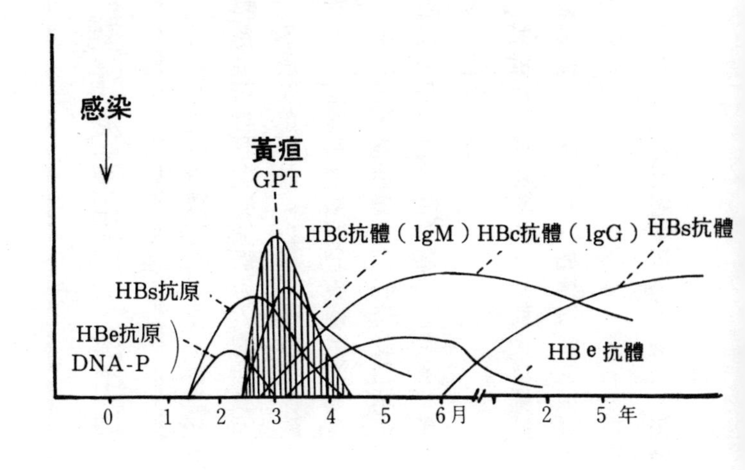

但是Ｂ型肝炎持續感染者，也就是帶原者，無論何時都無法製造ＨＢｓ抗體。這是因為病毒一直存在於肝細胞中。

ＨＢｃ抗體最早出現，其後一生都不會消失，也就是說ＨＢｃ抗體呈陽性，足以證明過去曾受過Ｂ型肝炎病毒的洗禮。

而ＨＢｃ抗體量多的話，表示過去侵入的病毒，至今仍殘留在體內，現在正持續增殖中。

ＨＢｅ抗體是測量病毒量的標準，如果ＨＢｅ抗體呈陽性反應，和ＨＢｅ抗原陽性的人比較，明顯地血液中的病毒量較少，因此，這種血液的感染力也較低。

B型肝炎的預防方法中導入高科技

B型肝炎病毒預防的首要，B型肝炎疫苗已經被完全利用。剛開始時，B型肝炎疫苗的材料是從帶有B型肝炎病毒人的血液而來，其供給量有一定限制。

不過現在可以安心了，利用引進的遺傳因子組合交換的高科技，在大腸菌或酵母菌等微生物中，也能製造出能做成疫苗的物質。

不過，因為這種B型肝炎疫苗不但價位高，而且B型肝炎也不是具爆發性流行性的疾病，所以疫苗接種的優先有一定順序。其中第一優先者是HBs抗原陽性，且HBe抗原陽性母親所生的小孩。

對這種小孩實施疫苗接種，是屬於全國性的規模，自一九八六年一月開始，日本就實行免費接種。今後，日本如果持續這種具效果性的疫苗接種，大約五十年後，B型肝炎病毒就自然消失。

現在，天花已經從世界上消失，但金納的種痘從開始到消失共花了二〇〇年，和此相比，時間相當短，而且用人類的力量克服一種疾病，的確是偉大的事。

另一種接種疫苗者是和HBe抗原陽性同居的家人，或從事醫療工作的人。

B型肝炎的論題

HBc抗體是B型肝炎病毒進入身體內最先出現的抗體，但分為二種。在疾病開始時出現，數週後消失的是IgM、HBc抗體，比較稍晚出現，一生都會留存在體內的IgM、HBe抗體二種。

IgM、HBc在以下的情況中非常有助益。

生下來就沒生過大病，一直過得健康的人，突然出現黃疸，而且血液中證明有HBs抗原，這可能有三種情形。

這是急性肝炎、帶原者急性發病、慢性肝炎急性惡化三種。此時如果IgM、HBc抗體呈現強烈陽性反應，就可確定是急性肝炎。

這個IgM是指在免疫球蛋白中屬M階段的意思，一般在疾病初期出現，數個月後消失，所以對急性疾病的診斷很有幫助。

另一個論題是δ（delta）因子。

一九七七年在義大利被發表，在其後的研究發現，B型肝炎中，帶有這種δ因子的人，肝炎容易加重。

幸好日本並未被這種因子所汚染，歐洲和中南美地區是這種δ因子的危險地區。

濾過性病原體抑制因子療法

對付HBe抗原陽性（病毒量多）的活動性慢性肝炎，利用濾過性病原體抑制因子的治療，已經納入保險治療的項目中。

最近，我對一位三十五歲的職員用此方法治療，結果相當成功。

這種治療方法一開始時避免不了超過三十九歲的發燒，即使預先給予退燒藥，仍舊無法抑制發燒，而且疲倦感強烈。

因此，最初的二週須住院，等到高燒退後，所有副作用都出現，身體覺得舒服了，就能一邊工作，一邊持續一週三次的治療，讓HBe抗原陰性化（減少病毒），阻止肝炎的活動性。

這種療法在剛開始實施時，為了觀察副作用以做細節的效果判斷，原則上都須住院治療，統一給予連續四週的注射。

其後，經過許多不同的嘗試，確定初期時連日注射，殺死病毒之後，再間歇性的注射效果不變。

B型肝炎病毒所引起的慢性肝炎，發生在盛年的二十～四十歲男性身上最多，要他們接受五～六週的住院治療，的確有困難。

愛滋病和B型肝炎是相似點多的疾病

我們的醫院常有「想做愛滋病篩檢」的人來訪。

是否感染愛滋病只要抽數ml的血液就能知道，第一階段呈陽性反應時，有必要再做更慎重的確定，所以需要花一點時間。

報導。

曾一度造成全國性的愛滋病恐慌雖已告平息，但每天打開新聞，仍可看到有關愛滋病的報導。

幸好日本對於愛滋病的污染是屬於後進國家（？），一九八八年的愛滋病發病者只有六十六名（其中死亡三十八名），愛滋病毒的感染者只有一〇一六名而已。

日本愛滋病毒感染者，大部分是因接受被污染的血液製劑的治療所感染，因性行為而感染的只有三十三名。

但是每當風月場所的從業員被發現有愛滋病患者，立刻引起大騷動，那是因為以發病者為中心，到底感染者有多少無法估計。每個人熟知愛滋病的基本常識，不要讓愛滋病毒的感染範圍擴大是當務之急。

再看到國外，愛滋病毒除了在非洲外，也在美國、歐洲等先進國家急速蔓延。

最近隨著貨幣升值，出國旅遊的人不斷增加，因工作的關係而到國外出差，居留的人也增多。如果在出國時不做好愛滋病的防範，帶回國內的比率一增加，將會變成大問題。

這種愛滋病的蔓延方式，正和以前梅毒在極短時間內迅速擴散到全世界的情形是一樣的。

肝臟的疾病乍看之下和愛滋病似無關係。但仔細將兩者比照，可發現許多類似點。

首先，兩者都是病毒引起的疾病，藉由人和人密切接觸而傳染，這點也十分類似。

兩者的病毒都潛伏在血液中，所以使用被污染的血液來輸血極為糟糕。日本的捐血制度已確立，捐血者所提供的血液使用前都會嚴密檢驗有無病毒，國外輸入的血液也只使用安全的。

除了輸血傳染外，尚有藉由性行為而傳染的問題。

性行為的對方如果是帶原者，病毒通過粘膜的傷口進入體內是無法避免的，特別是不固定性伴侶的人，受傳染的機會增加。

所以杜絕這種習慣是絕對安全的預防方法，如非萬不得已，使用保險套防備是聰明的方法。

讀了這本書，精通B型肝炎預防方法的人，也一樣可以從愛滋病的威脅中解放出來。愛滋病的傳染力比B型肝炎弱得多，但是B型肝炎疫苗可以發揮預防B型肝炎的威力，愛滋病疫苗卻尚未開發出來，而已預估仍要花上一段時間也會有成果。

一旦病毒進入體內，兩者都會威脅到個體的生命。愛滋病毒長期潛伏在體內，一步一步侵蝕身體，使其喪失淋巴球的機能，引起致命的病態到死，這期間需要數年時間，恢復淋巴球機能的特效藥，目前尚未發現。

B型肝炎病毒引起的肝炎也和淋巴球有關係。

急性的B型肝炎潛伏期比愛滋病短，最長也不過三～六個月，而且即使發病，大部分的人都能完全治癒，只有少部分的人會演變成猛爆性肝炎而死亡。其致命性則和愛滋病相似。帶原者的疾病如果慢性化，會進展成肝硬化，死期提早到來。這期間約須五十年的時間，這也意味著B型肝炎是比愛滋病更長期抗戰的疾病。

病例④ 急性B型肝炎

J先生　26歲　男性
B小姐　22歲　女性

J先生和B小姐，從舉行結婚儀式以來剛過一個月，目前仍在周圍人祝福的甜蜜新婚中。

但是J先生突然感到身體疲倦，有點發燒，工作也不能集中，公司的同事都笑他是得了「新婚症候群」，但他仍食慾不振，感覺到可能生病，眼球白色部分好像變黃，到醫院求診時，醫師說是黃疸，最好快住院。

住院隔天診斷出是B型肝炎，至於感染源醫師建議最好從家中查起，首先查到妻子的B小姐是B型肝炎病毒的帶原者。

病例⑤　因性交而感染的急性肝炎　K先生　24歲　男性

K先生是商社職員。進公司一年後，隨公司上司出差到東南亞研修，在某都市和當地女性性接觸後，得意洋洋地回國。

但是經過一個半月後，手腳關節開始酸痛，全身疲軟，食慾不振，尿的顏色變濃，慌忙到公司的醫療室求診，診斷有黃疸，被命令馬上住院。

住院檢查後，發現是B型肝炎，而感染源可能是性交的對方，K先生嚇一大跳。

病例④⑤這二個例子所表示的是B型肝炎病毒感染源的最典型途徑。性交的對方因為是病毒的帶原者，通過粘膜的傷口而感染。經常受到感染的一方因抵抗力弱，就會引起急性肝炎。

除了傳統的四種性病——梅毒、淋病、軟性下疳、第4性病，最近加上AIDS（愛滋病）、B型肝炎也被認為是新形態的性病。

為此，最近婚前的健康檢查項目中，新增加了HBs抗原一項。

B型肝炎病毒從進入體中（＝感染成立）開始，到病發止有一段潛伏期，時間長短有伸縮，但決不會超過六個月。

病例⑥　帶原者的急性發病

D先生　25歲　男性

D先生從來沒生過什麼大病，有一天，忽然覺得疲倦，不久因為黃疸出現而住院。剛住院時，因為是HBs抗原陽性而來急性肝炎，醫生說大約六週就能完全治療，D先生也就放心地住院，進院不久就不再疲倦，也恢復食慾。

從發病以來第六週，GOT、GPT值都幾乎恢復正常值，但HBs抗原依然是陽性，所以醫師宣佈他是帶原者的急性發病。

D先生的情況雖然和先前舉的兩個例子症狀相同，但病毒卻不是最近才侵入，而是在幼乳期時就已進入體內，一直都保持穩定，直到這次才忽然爆發。

這種情形下，以後會變如何？

病毒依然存在。其中極少部分人肝炎無法痊癒而慢性化，剩下的大部分則能治癒肝炎，以後和病毒和平共存。

帶原者的急性發病，有些不會出現黃疸，自己感覺到的症狀也輕，不覺得生病的人很多。

不過帶原者中會演變成慢性疾病的情形極少，值得慶幸。

病例⑦　無症候性的帶原者　　U先生　20歲　男性

U先生為了紀念自己二十歲，想做點對世界有意義的事，剛好看到路上有捐血車，便在車上捐了二〇〇㎖的血液。

不久之後，當時檢查結果的通知寄來，其中寫著HBs抗原陽性，最好到當地醫院接受更精密的檢查。

隔天，U先生到附近的醫院抽了一五㎖的血液，數日後到醫院去聽檢查說明，結果是「無症候帶原者」的可能性很高，不必太緊張，不過為了安全起見，最好每年做一～二次的血液檢查。

而對其家人做檢查時發現母親和二十四歲的哥哥都是帶原者，十六歲的妹妹HBs抗原是陰性非帶原者，但HBs抗體是陽性。

病例⑧　濾過性病原體抑制因子療法　K先生　35歲　公司職員

三十五歲的M先生，在公司的醫務室接受成人病診療，過一星期後，他被叫到醫務室去。

醫師宣佈他肝功能機能檢查的值異常，HBs抗原呈陽性，證明患有B型肝炎。GOT和GPT的值在一五〇～二〇〇中間，是處於活動性肝炎狀態，一向自傲身體健康的M先生嚇一大跳。

無論如何M先生必須找專門醫生做進一步診察，因此，來到大學醫院的肝臟專門科。在專門科接受診察，並抽血檢驗，二週後再回到醫院，病名是活動性的B型慢性肝炎，HBe抗原和DNA聚合兩者都呈陽性，所以建議使用濾過性病原體抑制因子療法，將病毒量減少，一週後，M先生出院了。

住院三天後，M先生接受腹腔鏡檢查，確定是慢性活動性肝炎，開始接受治療。

預先加入退燒藥在處方中開始注射點滴，過一小時後，M先生覺得發冷，身體稍有發抖，然後熱度漸漸升高，最高到達攝氏三十九・五度。

點滴終了後，全身感到極度疲倦，平時極好的食慾也變差。

不過到了晚上身體就變得舒服，隔天早上所有後遺症都消失，於是又持續點滴注射。

第二天也有發燒，不過最高只到攝氏三十八・七度，身體也不會不舒服，到第七天熱度平平地度過。於是醫師說：「現在開始七週內，每週回來門診三次」，隔天就出院，然後持續門診。

治療開始後第四週，HBe抗原消失，注射療法終了後，這種狀態仍持續，結果從開始到第三個月HBe抗體少量地出現，漸漸地增加，再三個月後，到達安全地帶。

M先生的主治大夫說：「病毒雖仍殘留在身體中，肝炎已經治好。」

第四章　C型肝炎

所謂非A非B型肝炎

非A非B型肝炎是指既不是A型也不是B型肝炎病毒、或其他帶有攻擊肝臟性質的病毒所引起的肝炎，從原因來看可以肯定是病毒的一種病名。

這種非A非B型病毒和B型肝炎病毒一樣，會在受感染人的肝細胞內繁殖，其中一部分會流到血液中，因此，如果接受這種「受汚染血」的輸血，就有病發非A非B型肝炎的危險。

我國在輸血治療一般化後不久，注意到接受輸血的一部分人出現黃疸，根據其後的研究，發現接受輸血的人約二〇%得到肝炎。

為了解決這重大的問題，首先建立紅十字會的捐血制度，剛開始時，被捐出血液的安全性並不能用GOT、GPT檢驗，HBs抗原檢出的方法被引進後，就能撲滅因輸血引起的肝炎。

然而，只採HBs抗原檢驗系統尚不能稱為完備，輸血後肝炎的發生確實減少了，被輸血人的一〇%依然發生肝炎。

將輸血後肝炎患者的血液注射到猩猩身上，這隻猩猩也患了和此人一樣的肝炎，而且將猩猩的肝臟組織放在電子顯微鏡下觀察，發現和病毒非常相似的構造物。

將此項發現做為參考，現在的輸血後肝炎確實是由未知的病毒所引起的傳染病。

C型肝炎的血清診斷成功

雖然非A非B型肝炎的大部分是因輸血而傳染，但原因病毒一直找不出來，直到一九八八年美國的生命工學公司發表了轟動的新聞，「發現非A非B型肝炎病毒，製作抗原蛋白的遺傳因子分離術也成功」。

其後該公司利用患有非A非B型肝炎的猩猩血液或肝臟為材料，從原因病毒遺傳因子中，成功地分離出製造抗原蛋白的遺傳因子，然後將這遺傳因子放到酵母菌的遺傳因子中培養，確定大量製造抗原蛋白的系統。

使用這新發現，輸血後肝炎患者約二十人確實是非A非B型肝炎的血液中，約八成以上找到對抗原蛋白的抗體。

再檢驗發現抗體患者所接受的輸血血液，八成以上有同樣的抗體。這種新的診斷方法所確認的病毒，被命名為C型肝炎病毒。全國收集到紅十字會的血液，全部到要做C型肝炎病毒的檢驗，安全性大大提高。

另一方面關於肝硬化、肝癌患者的C型肝炎病毒污染度的調查，在到目前為止被認為是酒精原因使肝臟惡化的人中，有極大部分的人和C型肝炎病毒有關。

D、E型肝炎病毒

除了前面介紹過的A型、B型、C型三種肝炎病毒以外，至少還有二種肝炎病毒存在。一種是B型肝炎病毒在時，引起重感染導致肝炎更嚴重的D型肝炎病毒，是藉由血液傳染。

另一種是流行在印度、緬甸、蘇聯南部的肝炎之因的E型肝炎病毒，是口腔傳染。幸運的是這二種肝炎病毒在日本並尚未發現。

C型肝炎診斷的最新論題

C型肝炎的有無，最初是以HCV抗體的有無來判斷，但隨著其後數據的收集，這種HCV抗體檢查無法輕忽擬陽性或擬陰性的反應，而且急性肝炎的診斷，非發病三個月後無法診斷出來是其缺點。

根據其後的研究，這種HCV抗體所認識的抗原蛋白，從全體的病毒看來只是極少部分，而且病毒間也有極多變異。最近，為了解決這個問題點，變異的比例少，或能認識每二個蛋白部分的新HCV抗體（稱為第二代）被發表。根據這第二代HCV抗體的使用，C型肝炎診斷的精度大大提高。且由於它是擬陰性反應幾乎是０的抗體，對輸血用血液的篩檢非常適用。

C型肝炎病毒的檢出方法中，目前最敏銳的是看到HCV—RNA。因為是將病毒切片用人工放大後檢驗的方法，超微量的病毒也能檢驗出來。

HCV—RNA的檢查是用在HCV抗體呈陰性的肝臟病，或其他原因無法診斷的最後檢驗，而且也是C型肝炎的治癒判斷時所使用的方法。在所有的一般檢驗中心都能實施，在全國各地都能受檢。

C型肝炎病毒的感染途徑

C型肝炎病毒的感染途徑和B型肝炎病毒一樣都是經由血液而引起，但感染力方面C型肝炎較弱，可能在B型肝炎的百分之一以下。不過雖說感染力弱，如果輸血時接受大量受污染的血液，感染一樣能成立。

B型肝炎的情況中，病毒的帶原化，也就是由母親傳染給小孩的垂直傳染扮演極重要的角色，C型肝炎雖然也有垂直感染的病例，但是極少。而夫妻間等的性交引起的水平感染，也和B型肝炎一樣成立，但頻率也少。

醫療從業人員因針頭而感染的比率，和HBe抗原陽性血液相比只有二十分之一的程度。

如此感染力弱的C型肝炎病毒，如果同住家人中有C型肝炎患者，免不了會有濃厚的接觸機會，最好毛巾、刮鬍刀、牙刷等患者的血容易沾汚的器物都分開使用，必須要有某種程度的注意。萬一，患者的血液沾到皮膚，馬上用水大量沖洗就沒關係，食器一起洗也不用耽心，在工作場所等通常接觸的地方不會引起感染。本人當然也不必對周圍的人太過神經質。

輸血後肝炎

像病例⑨⑩一樣，輸血也有感染C型肝炎的危險性。

現在輸血用血液在使用前都詳細地檢驗過，特別是B型肝炎病毒的檢驗系統最完善，輸血絕不會變成導致B型肝炎的原因。

另一方面，C型肝炎病毒的檢驗系統實用化是最近這一、二年的事，以前都採用GOT、GPT不高（無肝障礙）之人的血液來輸血，儘量做到不要因輸血而導致肝炎的傳染。但是不幸的C型肝炎病毒也有健康的帶原者，這些人的GOT、GPT值都正常，只依賴GOT或GPT的檢驗不夠精確。

現在所發現的輸血後肝炎都是採用這些人的血液而發生的，全都是C型肝炎。

當須要大量血液時（心臟手術等），輸血後肝炎的發生率極高，在日本接受輸血的人，一○%會發生肝炎。

輸血後肝炎的慢性化

輸血後肝炎麻煩的是慢性化這點。日本的醫學界認定肝炎發生開始後六個月以上肝機能障礙持續的話，就可視為「慢性化病例」。

依照這規則，輸血後肝炎的患者約一○%會慢性化。接受輸血的人一○%會發生輸血後肝炎，所以因輸血而發生慢性化肝炎的只有一%的機率。

這一%雖也是相當大的數字

圖9　輸血後肝炎進展成肝硬化的經過追蹤

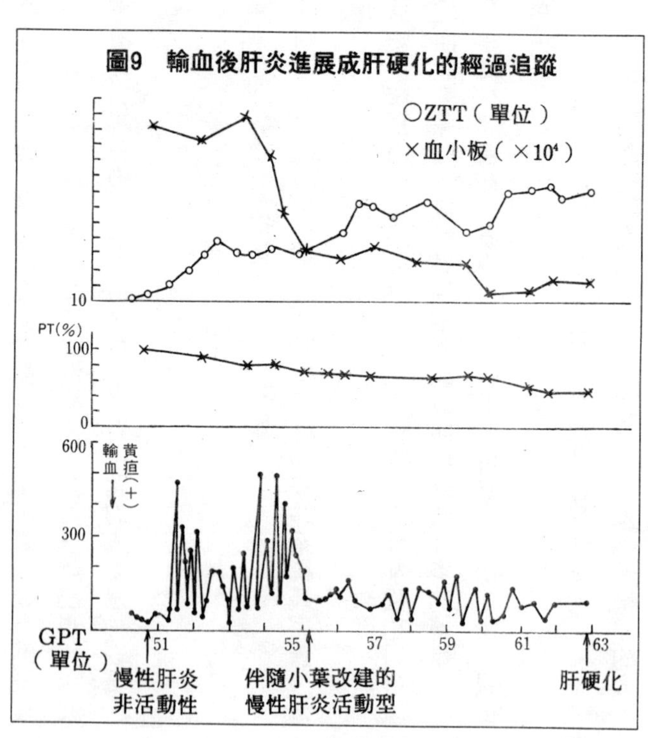

，幸好是慢性化輸血後肝炎的所有患者，並非每個人都會像例中的C先生一樣演變成肝硬化。

一旦慢性化，也都是不會惡化型，或只要花上一段時間就能治好型。

C型肝炎的濾過性病原體抑制因子治療

日本在一九九二年將C型慢性活動肝炎的濾過性病原體抑制因子治療納入保險診療項目，慢性肝炎的活動性要用肝生檢的組織診斷來判定。

這種治療會有發燒、頭痛等和流行感冒類似的副作用，且白血球和血小板會減少，也有一〇％的人會有脫毛現象，而且經過三～六個月，如果不維持至少每週二～三次的注射就沒有效果，是非常辛苦的治療方法，但C型肝炎全體的療效比B型肝炎要好。

如果過分恐懼副作用，可能會喪失難得的機會，最好接受一次肝臟專科醫師的檢查，仔細尋問實際的治療效果和副作用。

病例⑨ 輸血後C型肝炎

X先生 32歲 男性

X先生是忙碌的商社職員。每天耗盡精力工作，晚上有持續不斷的應酬，飲酒量相當大。

某天，X先生突然大吐血，送到醫院的急診處，因極度貧血輸了一〇〇〇cc的血，等情況稍微好轉時，用胃的內視鏡檢查診斷出是「出血性胃潰瘍」，緊急做了處理手術。

手術後的恢復非常順利，第十天拆線，大約到出院的時候，但在第十六天的血液檢查中，GOT、GPT有輕微的怪異出現，以後漸漸上升，主治醫生診斷輸血後肝炎的可能性很高，但X先生既不感疲倦，食慾也好，更沒有出現黃疸，乍看和正常人無異，但醫生認為「容易變成慢性肝炎」而讓他繼續住院，三個月後的檢查證明是C型肝炎。

病例⑩ 輸血後肝炎

P先生 36歲 公司職員

因胃疾引起大量吐血的P先生，緊急送醫後，接受胃⅔的切除手術，因貧血過度，手術前先輸了六百ml的血。

手術經過順利，過了二個月，差不多可以出院，但為了慎重起見再實施一次血液檢查，結果發現肝機能有異常。

其後GOP、GPT都跟著上升，達到千單位以上，黃疸也出現，因此只好繼續住院治療，二個月後黃疸不再明顯，GOT、GPT都被控制在正常值的兩倍以內，終於可以出院。

P先生的情況，手術前的肝機能完全看不到異常，所以因手術、輸血、藥物而引起肝障礙的可能性較大。

根據其後的研究，否定了因手術操作對肝臟造成傷害及藥物的副作用，因此診斷為因輸血引起的非A非B型急性肝炎。

出院的檢查證實是C型肝炎，其後的半年間，P先生持續做定期的血液檢查，肝機能都一直正常，肝炎也不再復發。

病例⑪　輸血後肝炎慢性化　　C女士　50歲　女性

（圖九）表示的是因輸血引起肝炎，經過慢性化，進展成肝硬化的C女士的全部經過。

C女士三十六歲時因子宮血管腫的出血，引起嚴重貧血，接受六〇〇ml的輸血。

輸血後大約一個月，忽然變得沒有食慾，身體也很疲倦，正覺得奇怪時，黃疸出現，急忙到附近的醫院求診。

由於在輸血前的檢查中，並沒有肝臟有損的數據，而且輸血前也都沒生過須要長期臥床的病，所以確定輸血是引起肝炎的原因。

C女士在肝炎穩定之後先出院，繼續門診治療，但因一直無法恢復到正常值，所以就接受熟人介紹，來到大學醫院診治。

可惜的是黃疸出現的數據無法獲得，（圖九）所示的是出院後到最近的數據。圖中最下面的箭頭是表示實行腹腔鏡檢查的時期，從發病開始約一年後的第一次檢查診斷是活動性少的慢性肝炎。

但是，其後的GOT或GPT約過四年後起劇烈變化。第二次的腹腔鏡檢查診斷出是活動性的慢性肝炎。（圖九）最下面所表示的是GPT的變化，有時候達到五〇〇單位，但其間不曾出現過肉眼觀察得到的黃疸。

從此之後GPT都沒有再超過一〇〇單位，但圖中間的PT時間、上面的ZTT、血小板數卻逐漸惡化，因此，第二次檢查後才八年，又做第三次的腹腔鏡檢查，這次已經進行到肝硬化的初期。

因輸血而引起肝炎，從慢性肝炎演變到肝硬化，這一貫的經過能掌握的例子很少，所以C女士的例子是非常貴重的數據。

C女士的情況，雖輸血後黃疸直接出現，但控制之後，從外觀察根本察覺不到尙有任何疾病殘留，而且在自己可以感覺得到的症狀也無特別之處，像他這樣除非找肝臟專門科，否則極可能輕忽了肝炎的進行。

像這種情形，如果肝硬化再繼續演變，就會淸楚地出現許多症狀，還是不得不找醫療機構。

雖說更具專門性，像C女士的例子所了解的不只是GOT、GPT，其他的血液檢查數據，特別是（圖九）所採用的PT時間（肝臟蛋白質合成能力的指標），或ZTT、血小板數，若不注意的話，一樣會忽略疾病的進行。

當然，除血液檢查外，超音波檢查、CT、及腹腔鏡檢查，若不併用也無法做正確診斷。

病例⑫　濾過性病原體抑制因子療法　S先生　41歲　自營業

S先生三十五歲時，因交通事故內臟破裂引起大量出血而接受輸血，輸血後約三週，肝臟出了問題，其後時好時壞反覆持續，終於演變成慢性肝炎。

出院後到肝臟專門醫院求診，內服、點滴、食療時，所有能用的方法都試過，還是無法抑制肝炎的活動。由於一直沒有效果，醫師建議使用這種療法，並且也說明會有發高燒的副作用，因為實在已束手無策，所以S先生決定接受這種療法。

住院後每天接受注射，二週後，GPT變到五〇單位以下，其後改為門診，每週注射三次。

治療開始四週後，GPT回到正常範圍內，以後持續這種狀態，但惟恐太早停止治療會有復發的可能，還是持續注射三個月，直到確定HCV、RNA陰性後才終止治療。

像這樣的治療方法必須要花上一段長時間。

第五章　猛爆性肝炎和特殊型態的肝炎

可怕的猛爆性肝炎

急性肝炎更嚴重的類型稱為猛爆型肝炎，急性肝炎會使人死亡，都是由急性肝炎惡化成猛爆性肝炎的緣故。

一旦變成猛爆性肝炎，即使治療法進步的現在，也約三分之二的人會死亡，雖然實在是太可怕的疾病，但患者數並不多，全日本每年最多也才二〇〇〇人。

如果觀察因猛爆性肝炎死亡人的心臟，變得非常小，有時更會縮小到通常重量的一半不到，將肝臟的切片放到顯微鏡下觀察，大部分的細胞都已死掉，少數殘存的細胞也已惡化。

肝臟是身體內的大製造工廠和一大處理場所，當患猛爆性肝炎時，正常的細胞會變少，他們的機能也極度惡化，然後它的影響會從腦開始、腎臟、肺、脾臟、消化管等到全身，最後威脅到生命。

至於這種可怕疾病的預防方法，現在只能說不要去患得急性肝炎，請參閱急性肝炎的預防方法。

容易變成猛爆性肝炎的急性肝炎

猛爆性肝炎在日本都是因肝炎病毒所引起，一半是B型肝炎病毒，一半是非A非B型肝炎病毒，A型肝炎病毒所占的比例比較少。

另外，也有少數因藥物或毒病引起的猛爆性肝炎。

急性肝炎患者被送入醫院後，最大的問題是，此人是否會演變成猛爆性肝炎，想在住院當天就判斷是相當困難。

GOT和GPT是四位數，自覺症狀（嘔吐、食慾不振、倦怠感、腹痛）極端強烈，當然有猛爆性肝炎的可能，用肝臟做的血液凝固因子的測定檢查，肝素測試的值等，如果隨著時間惡化，就必須要注意，敲診時肝濁音界縮小（肝臟變小），腹部超音波檢查時肝臟變小，這些狀況更能確定，一旦到這地步會出現肝炎口臭，吐氣時有阿摩尼亞的味道，意識狀態也出現異常。

惡化的預知，想從剛入院時觀察出來非常困難，一定要經過時間的診斷才能確定。

猛爆性肝炎的治療

病例⑬的C先生和⑭的R小姐都在被診斷為猛爆性肝炎後，立刻被移到集中治療室，在嚴密的管理下，施行血漿交換療法和賀爾蒙治療法，終於撿回一條命。

前面已說過七〇%的猛爆性肝炎是沒救的，十年前的存活率甚至只有十七%弱，經過十年約提高了一〇%。

這期間所導入的治療法有剛才提過的二種，當然在這期間各地的醫院對猛爆性肝炎的集中治療制度也已完備，治療的成績自然向上提高。

血漿交換法是將患者血液中的血球保留，只抽掉堆積惡化物質的血漿，再注入健康人身上抽到的艮好的血漿。

抽取血漿時，要使用非常細微（血球無法通過的大小）洞穴極小的管，在施壓後，抽出液體成分的血漿。這種特殊的管是由日本有名的纖維製造廠所製造，洞穴的大小更精細、成果更高的研究正在進行中。

一方面，賀爾蒙療法對大量流失賀爾蒙的肝細胞再生非常有效。它有防止肝細胞受傷害而死亡的作用，而且經過動物實驗證明它的療效。

一九八三年後，猛爆性肝炎的救活率可惜並未改善，肝臟移殖雖也被認為是有效的療法，但我國肝臟移殖實行的狀況尚未完備，因此，我們只能期待更強力的治療法早日問世。

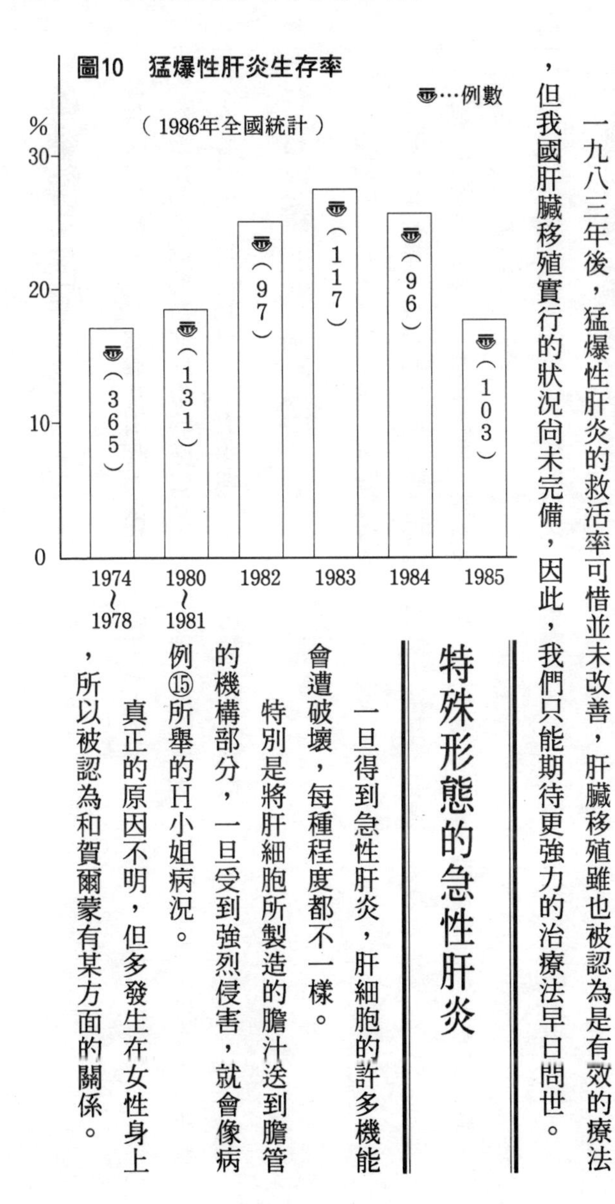

圖10　猛爆性肝炎生存率

特殊形態的急性肝炎

一旦得到急性肝炎，肝細胞的許多機能會遭破壞，每種程度都不一樣。

特別是將肝細胞所製造的膽汁送到膽管的機構部分，一旦受到強烈侵害，就會像病例⑮所舉的H小姐病況。

真正的原因不明，但多發生在女性身上，所以被認為和賀爾蒙有某方面的關係。

傳染性單核症

傳染性單核症是ＥＢ病毒引起的疾病，專屬年輕人的病。

特徵是血液中的白血球中的淋巴球極端增加，肝機能檢查ＧＯＴ或ＧＰＴ異常，但比較起來ＡＬＰ或ＬＤＨ的異常度更明顯，另外脾臟腫大也是特徵之一。

ＥＢ病毒的感染途徑

目前的階段尚未發現ＥＢ病毒的特效藥，安靜休養自然會痊癒，也不會變慢性化。

ＥＢ病毒藉鼻子或口的粘液、唾液傳染，預防方法是不要過度接吻。

除了肝炎病毒以外，攻擊肝臟的病毒仍有許多未知者，不過大部份對肝臟的影響很輕，出現黃疸的現象也極稀少。

但是這裡所舉的傳染性單核症的例外，結果頻度既高，黃疸也出現，對臨床很重要。

巨細胞病毒肝炎

和ＥＢ病毒同類，屬於疱疹病毒科的病毒，所知的只有極少數因先天性感染而引起，此外通常的健康狀況下，即使感染了症狀也完全不會表現出來（不顯性感染），也沒有變成臨床上的問題。

但是這種病毒有長期處在身體內部卻不顯出症狀的特性，當身體的抵抗力低弱時，會再度爆發出來。

日本肝臟移植第一例的小孩，手術後經過情形不良的理由之一，是因為有這種巨細胞病毒肝炎。肝臟移植後，為了抑制拒絕反應，實行了強力的免疫抑制療法，但一旦抑制病毒的能力消失，肝炎就表現出來。

症狀和檢查數據與前面介紹的ＥＢ病毒肝炎類似，發燒、淋巴節腫、黃疸、淋巴球增加等。

行之有年的骨髓移植、腎移植，現在加上肝臟、心臟等的臟器手術愈來愈多，這種例子想必也會增加。

病例⑬　猛爆性肝炎　　　C先生　36歲　男性

C先生平常很注意自己的身體健康，每年二次接受公司的健康檢查，總是被拍胸脯保證肝臟沒問題。

但是有一天，C先生突然覺得身體無力，沒有食慾，反覆嘔吐，送到醫院時發現有黃疸而住院。

住院當天的血液檢查，GOT2350單位，GPT3480單位，是正常值五〇～一〇〇的異常值。

隔天C先生去廁所回來時，順路逛進女病房，結果剛好被護士小姐看到狠狠責罵一頓，但他也不太在意。其後不久，突然會大聲說出自己也不明白的話，再怎麼注意也沒用，只好移到單人房去。

主治醫師立刻來診察C先生，發現手指以一秒二次的頻率像鳥翅膀一樣振動，連簡單的計算也算不出來，這種狀況是相當嚴重的肝炎所引起的意識障礙。

像他這樣從未患過肝臟疾病的人，會因某種的原因引起嚴重肝臟障礙，意識陷入異常狀態，稱為猛爆性肝炎。

甚至有人因性格的完全改變，而被送入精神醫院。

病例⑭　猛爆性肝炎　R小姐　26歲　女性

二十六歲的R小姐最近交了男朋友，周圍的人都說她「變漂亮了」，每天都神采飛揚。但數天前開始覺得發熱，身體也感到疲倦。起初以為是感冒，但吃了藥卻一點都無效，食慾變差又想嘔吐，只好去看醫生，因為黃疸已經出現，可能有急性肝炎的疑慮，醫師建議最好住院。

住院後的檢查中，GOT和GPT是四位數的高值，其後GOT和GPT雖急速下降，周圍的人都看出身體變黃，主治醫師說，通常入院當初急性肝炎出現黃疸的話，普通的自覺症狀應會變輕，但R小姐卻完全不同，嘔吐和食慾不振更強烈，胃的附近疼痛，熱度也一直持續。

住院第三天，R小姐的男朋友來探病，說到「易怒的個性好像變了」，於是緊急做腦波檢查，看到徐波化和三相波，診斷為猛爆性肝炎。

R小姐的情況在住院當天的檢查，HBs抗原是陰性反應，猛爆性肝炎的原因應該是B型肝炎以外的病毒或感冒藥，但數日後IgM、HBc抗體呈陽性，可知是B型肝炎病毒。

另外附帶一提的是，經過後來檢驗結果證明感染源是R小姐的男朋友。

病例⑮ 急性肝炎（膽汁滯型）

H小姐 35歲 女性

H小姐是三個小孩的媽媽，平常在家處理家事，帶小孩，一向健康，但二～三天前開始覺得疲倦，丈夫說：「可能是感冒了，早點休息吧！」

隔天早上洗臉時，從洗臉台的鏡子裡看到臉色好像變黃，著急地叫起丈夫，丈夫也覺得太太的白眼球變黃了，急忙地到附近醫院求醫。

醫院的診察結果，因為有黃疸出現，必須趕快住院，而且醫生問到「身體上有許多抓傷，是否很癢?」H小姐一聽才想起，一週前身體到處都覺得癢，無意識地就去抓它。

住院後，H小姐就開始點滴治療，翌日午後，血液檢查結果出來，主治醫師說明是「得了急性肝炎」。

GOT、GPT上升到五〇〇～六〇〇單位（約正常的二十倍），其後雖多少有變動，但大致漸漸減低，二週後，降到一〇〇單位。

此時，症狀變輕，食慾也恢復，如果身體不再發黃，不再癢，就完全沒有任何不舒服。

雖然GOT、GPT下降了，相反地黃疸繼續進行，就有可能是猛爆性肝炎的最糟狀況。但H小姐的情形，肝臟並沒有縮小，肝臟其他的機能也十分保持，所以主治醫師也安心。但因黃疸持續的時間太久，主治醫師在和H小姐商量後，決定使用副腎皮質賀爾蒙。

H小姐的情況是一天服用三〇mg的副腎皮質賀爾蒙，二週間情況就大有好轉，於是開始減少賀爾蒙用量，結果H小姐到出院為止共花了四個月，出院時肝機能檢查的一部分（ALP、r—GTP）仍異常，GOT、GPT也還沒完全正常化。

出院時，主治醫師說：「你的病名是膽汁滯型的急性肝炎，檢查數據的異常會持續一～二年，但對日常生活沒有影響。」

病例⑯　稍微變化的急性肝炎

D君　18歲　男性

D君是十八歲的大學生，二週前開始喉嚨痛，以為是小感冒，只到藥局買感冒藥，雖然D君很認真的吃藥，卻完全沒有起色，特別是喉嚨更痛，幾乎無法吃東西。

此時耳朵下方的淋巴腺腫大起來，一壓就痛，而且開始發熱，一量體溫竟高達攝氏三十八・五度，急忙到附近的內科醫院，但因黃疸，肝臟、脾臟都腫脹，必須要馬上住院，只好到更大的醫院去。

這位D君的經過和急性肝炎類似。去掉發燒和黃疸，像是A型肝炎，但是頑固的喉嚨發炎和淋巴腺腫大又和急性肝炎的症狀有點不同。

D君的病在住院檢查中證明是「傳染性單核症」。

第六章

酒精和肝臟病

酒和肝臟病

長時間大量持續飲酒，容易變成肝硬化。只要看法國，就可明白這個道理，法國是全世界最有名的酒品消費國，另一方面，因肝硬化而死亡的人數，在歐美先進國中和西德並列世界之最。

但是第二次世界大戰期間，因為酒實行配給制，所以因肝硬化而死亡的人也遽減。和因戰爭而死亡的人數相比，明顯地少很多。

法國的肝硬化原因和日本不同，很明顯是因酒精引起。

圖11　法國的酒配給制度時代前後，肝硬化死亡率的變化

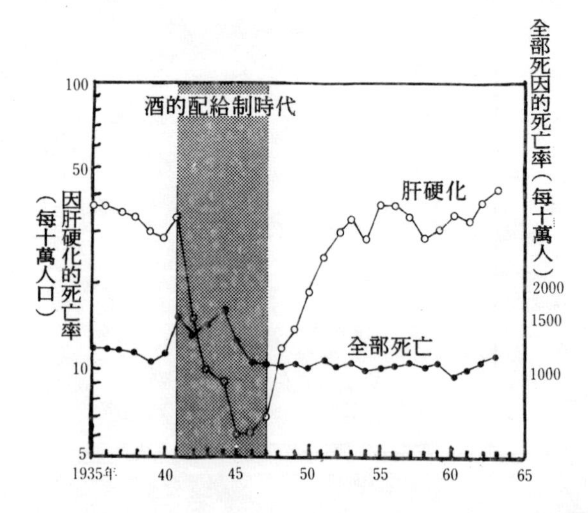

圖12　日本人的酒精消費量

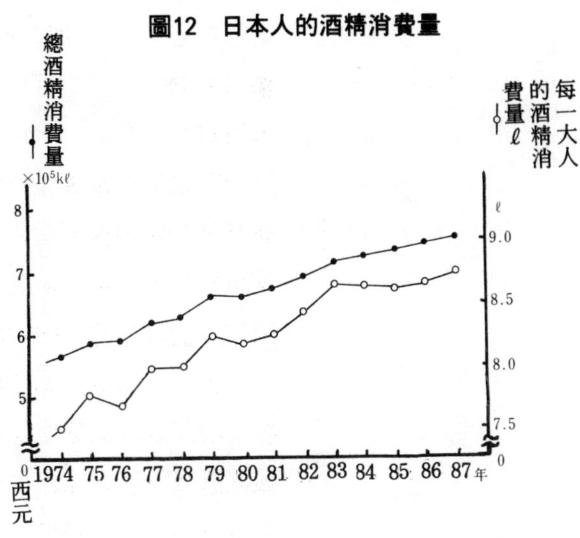

日本的飲酒人口

根據日本厚生省的統計，現在日本的飲酒人口約五二〇〇萬人，成人男性的九〇%，女性的四五%有習慣性的飲酒。

這是一個相當大的數字，如果換算成日本酒，每天持續飲用五・五合以上的豪飲者至少有一六〇萬人。其中有酒精依存症（也就是酒精中毒），須要住院治療的約有一萬七千人，他們大部分都變成肝硬化。

日本人的總酒精消費量是世界第三十位，不到法國和西德的三~四分之一，從圖中我們可以看到正逐漸地上升中。

我們醫院最近對這十年間的肝硬化患者做調查，因飲酒過度的約占三％，這和以前相比，有明顯的增加，因此有必要知道如何適度的飲酒，以保護肝臟。

酒精的吸收

從嘴巴進入的酒精，是在哪裡被吸收的呢？口腔粘膜雖然也能吸收，但速度比胃和小腸慢，而且，酒精只在口中停留短暫的時間，所以首先就可忽略這層吸收途徑。

食道也是在短時間內通過，所以從口中進入的酒精，首先從胃的粘膜開始被吸收。

但是胃的吸收速度和其次的十二指腸、小腸相比大約只有一半，口中進入的酒精應該是主要在小腸被吸收。

接受過胃切除手術的人一飲酒，如果和正常人相比，同樣的量和速度，會醉得較快，也就是說，酒精從胃到小腸移動的速度變快，酒精的吸收速度也改變。

而且根據酒精飲料的酒精濃度不同，酒精的吸收速度也會改變。十五～三十濃度時，吸收的速度極快。

也就是說，日本酒和燒酌的速度最快，啤酒或威士忌、白蘭地的純洋酒較慢。

但是，一旦酒精飲料中加入碳酸氣體（啤酒、雞尾酒、香檳等）同樣的酒精濃度，更快會被吸收。

這是因為碳酸氣體會刺激胃的運動，加快酒精往小腸方面的移動。

酒精的代謝

酒精一旦被吸收進入血液中，然後擴散到體內的水分中，其中以酒精形態在呼氣中、尿、汗中排出的比例很少，頂多一〇%，剩下的九〇%都在體內燃燒，而且主要在肝臟內進行，也就是說，從口內進入的酒精，約有九〇%在肝臟內處理掉，世上嗜酒的諸位，應該好好感謝肝臟的運作。

酒精一方面是藥物，同時一g能製造七卡路里的能量，但它和其他的能量源不同，酒精和它的代謝產物不能儲存在體內。

另外它也不具有維他命、蛋白等體內必要成分，從酒精得來的卡路里只能稱為「沒有內容的卡路里」。

酒精的燃燒

進入體內到達肝臟的酒精會在此處利用酒精脫水素酵素（ＡＤＨ）、ＭＥＯＳ燃燒（酸化）每一g產生七卡路里的熱量。

少量的飲酒，利用ＡＤＨ，酒精的約八〇％會酸化，ＡＤＨ酵素的作用即使遇到嗜飲者也不會改變。但大量飲酒的結果，血液中的酒精濃度升高時，或慢性地持續攝取酒精，ＭＥＯＳ系的工作就會增多。

特別是ＭＥＯＳ系在經過長期攝取酒精後，它的作用會升高，所以常常有人愈練習酒量愈好，這是因爲ＭＥＯＳ系的活性上升的緣故。

酒精被酸化後，會擾亂體內酸化還原狀態的平衡，這種擾亂一旦變大，身體全部的代謝狀態也會跟著改變。首先乳酸的管理能力消失，身體的狀態傾向酸性，為此，肝臟的尿酸排泄被抑制，也可能引起痛風。

而且，肝臟的脂肪合成增高，這是讓脂肪堆積在肝細胞中，變成脂肪肝的原因。

酒精和藥

常聽說愛喝酒的人麻醉時，通常的麻醉量沒有效果。這是因為酒精和麻醉藥在肝臟的同一場所代謝，常喝酒的人會因每日的酒精負荷量，藥物的代謝速度也變快。

關於其他的藥物，豪飲者或嗜杯中物的人，都要注意預期以外的反應。

阿斯匹靈大家都知道容易引起出血性胃炎。如果把酒精和阿斯匹靈一起服用，更助長其效果，而感冒藥通常都含有阿斯匹靈，所以最好避免將感冒藥和酒一起飲用。

此外，高血壓的人所用的降壓劑、糖尿病人所用的經口血糖降低劑、安眠藥、鎮痛劑等都嚴禁和酒一起飲用。

混合的酒是惡醉的原因嗎

有人說經常喝二種混合的酒容易惡醉，也容易宿醉。

但是，日本酒或啤酒、威士忌等，幾乎同時進入體內開始，也沒有什麼特別的反應，也不會有宿醉的情形。要是混合的酒是惡醉原因的話，這也只是心理做怪而已。

簡言之，混合的酒一喝，進入體內的酒精過多，肝臟處堙不完，就會引起許多不適症狀。

「打通關」也是同樣道理成為惡醉的原因。

酒精性脂肪肝

酒含有熱量源（卡路里）。而酒的熱量的大部分存在乙醚中，其他和少量的醣有關係。譬如日本酒一合的熱量是二〇〇卡路里，多得相當令人意外。

單單飲酒的人雖也很多，但更多人是邊吃小菜邊乾杯，這樣很容易招致攝取過多熱量。過多的熱量和乙醚本身，再加上代謝的物質作用，被認為是造成脂肪肝的原因。

脂肪肝的階段尚沒有生命的危險，但變成脂肪肝的狀態時，全身脂肪的代謝變混亂，所以容易患成人病，可說是居於準備狀態。

避免脂肪肝的要訣是儘量不要飲酒，常渴酒的人則要避免熱量過剩，用心維持標準體重，每年接受二次包含γ（gamma）—GTP的肝功能檢查。

多少的酒量會變成肝硬化

雖然我們曾問過因喝酒過量而得肝硬化的人每天喝多少酒，但答案並不一定。喜歡喝酒的人通常品酌一番後心情會變好，但很少會去注意這種小細節，反而每天固定酒量的人決不會變成肝硬化。

由這點來看可以推論應該是危險的酒量會變肝硬化，即日本酒五合、每天、持續十年，變成肝硬化的危險就很高。

各種的酒精飲料上面都會有濃度的表示，正確地去計算即可，大概的估計的話，日本酒一合和啤酒一瓶、威士忌一杯（約六〇ml）都有等量的酒精，如果超過酒精（正確應該是乙醚）的量，肝臟會引起疾病，最後變成肝硬化。

根據我們中心最近所做的調查，酒精性肝硬化的診斷出來前，以日本酒一升瓶裝換算，大約是喝了四五〇〇瓶的結果。

即使每天喝一升也要持續十二年以上，可見是相當大的酒量。

愛喝酒的人通常身體有任何不適也不會向醫師求助，即使變成肝硬化，也是拖到相當惡化才姍姍來遲。

總之，根據調查一日二合以內是在安全區域內。

酒和女性

到目前為止，都沒有女性患者因酒精而被宣判肝硬化，而且即使有因此而住院的，也只限於從事和酒有深切關係的職業。

但是，最近女性的酒精性肝硬化逐漸增多，這有許多種原因。

首先，學生聚會，女上班族的歡送會上，年輕時就接觸酒的機會大增，剛開始時只限於聚會上的喝酒，漸漸地下班後和同事一起，或自己在家中也喝，將來的肝硬化預備軍就誕生了。

結婚後進入家庭的女性，短暫間因懷孕、生產、育子而遠離酒。等這些告一段落，因和丈夫的不和等為開始，藉酒精消愁的情況終於引出問題。

這種發生在一般家庭主婦身上的酒精依存症被稱為「廚房酒鬼」，這種狀態已經是肝硬化的前兆了。

然而，一般的女性比男性更少因酒而發生肝硬化。

關於這點，最近從美國送來令人玩味的報告，胃的粘膜中含有分解酒精的酵素，女性和男性相比，這種酵素因較少，所以酒精的吸收相對地變多。

因為這原因，女性像U女士這樣每天喝二～三合酒，即使每天持續也不會有危險。

休肝日的推薦

日本福島縣泉崎村全國首創於一九八四年十月二十九日開始，每月實施二次全村的「休肝日」。

酒中所含的乙基酒精是讓我們酒醉的因素，乙基酒精基本上都是毒物，如果每天飲很多酒，肝臟就要叫苦了。因此，愛喝酒的人如果成為泉崎村的村民，也請遵守「休肝口」。

休肝日至少每週要實施一次才會有效果。

而且，切實遵守「休肝日」的人，卻可以減少對酒精的依存度。

酒精和陽萎

得到肝硬化的人，性機能也會衰退，性慾減退後，很多人陷入陽萎的地步。

首先，製造精子的精腺（位於睪丸內）也變小。

同樣是肝硬化，酒精性肝硬化的人，性機能的衰退更嚴重，有關這理論的論文最近在美國被發表。

酒量大的人，已知男性賀爾蒙的分泌會下降，終於變成陽萎。

適量的酒可以營造氣氛，是夜晚的性生活不可欠缺的，但過度反而成為毒害，酒還是請謹慎飲用為宜。

病例⑰　酒精性肝硬化　　J先生　44歲　男性

J先生因積存大量腹水，引起身體不適而住院。

他從二十五歲開始喝酒機會變多，對自己酒量好也頗得意，每晚都到酒店報到，有時連一升的酒都一口乾掉。

三年前因蟲垂炎而接受手術時，醫生就警告過他「肝臟不好」出院後不久，禁了一段時間的酒，但三個月後，又故態復萌，回到原來的酒量，從那時開始，手掌變紅，胸前也出現紅色斑點。

一年前剛開始，偶爾一到傍晚，就覺得腳變重，用手指壓小腿，竟然會陷下去。

二個月前，食慾突然不振，經常會宿醉，以往的酒量也大減。

二週前開始，肚子膨脹起來，排尿數和尿量都一次比一次少。

然後皮帶覺得愈來愈緊，一看原來肚子大到連呼吸都有困難，只好到醫院去。

J先生的病名是酒精性肝硬化，如果三年前決心戒酒的話，就不會演變成這種情形，實在令人可惜。

病例⑱ 酒精性脂肪肝

Y先生 35歲 男性

Y先生上班的公司特別重視健康管理，每年都會針對三十五歲以上的職員做一次肝功能檢查，Y先生今年剛好滿三十五歲，首次接受檢查，抽了約一〇ml的血液。

Y先生向來沒生過大病，最多只是小感冒，所以對自己的檢查結果很有信心。一週後他接到健康管理室的通知說「肝功能檢查有異常，所以請接受醫師的說明」。

當天的醫師問他喝酒的情形，他回答：「因為工作的關係應酬很多，通常是啤酒一～二瓶及威士忌加冰水五～六杯，沒應酬時也會和公司同事一起去喝兩杯，喝酒量都差不多，假日則晚上在家小酌，頂多啤酒一瓶及威士忌加水二杯而已。」

聽了這些話，醫師告訴Y先生：「以你這種喝酒量，如果持續十年的話，想不肝硬化都難，以後一次的酒精量只能限制在啤酒二瓶以內，而且每週要做二次dry、day。」肝功能檢查結果γ—GTP一五五單位，GOT四二單位，GPT五六單位，綜合超音波的檢查診斷為酒精性脂肪肝。

酒量好的人容易變成Y先生的情況，在這階段如果接受醫師的檢查，遵守醫師的建議，

γ—GTP會逐漸下降，趨於正常值，這樣就能遠離肝硬化的憂慮。

最近，公司的經營者對健康的維持愈來愈關心，也投注在公司健康醫療系統上更多的物力人力、與其職員因生病而造成公司的損失，預防的費用相形輕多了。

習慣飲酒的人一到三十五歲，最好能每年做一次肝功能檢查。

病例⑲　脂肪性肝硬化　　D先生　38歲　男性

D先生的情況是肝功能異常被發現時，已經演進一段時間，γ—GTP是八五〇單位、GOT二四〇單位、GPT八〇單位，總膽紅素二・八mg／dl，檢查數據的異常相當明顯。

D先生的臉色很差，小臉出現浮腫，肝臟腫大幾乎達到肚臍。

用超音波檢查發現，肝臟內部一面變化成白色，也積有少量腹水。

D先生馬上住院，斷絕酒精，接受點滴等治療，病症稍微穩定，住院後第三週時，再用腹腔鏡檢查，診斷為脂肪性肝硬化。

發生在酒鬼身上的肝硬化，肝細胞內部都屯積很多的脂肪，所以特別稱為脂肪性肝硬化。這種脂肪只要戒酒就能慢慢去除，腫大的肝臟也會漸漸縮小，接近原來的大小。D先生的情形是住院八週後GOT、GPT，總膽紅素的值都恢復到正常值，所以被允許出院。

出現後的D先生遵守主治醫師的指示，完全遠離酒精、並持續食療法。出院時，剩下的γ—GTP值和和其他檢查數據異常的部分，仍要每月做一次血液追蹤檢查。

病例⑳ 女性的酒精性肝硬化　U女生　68歲　女性

六十八歲的U女士，數年前開始長期站立工作後，發覺腳開始浮腫，按下去會有輕微凹陷，但因隔天這種症狀就會消失，所以都沒去管它。

直到數天前，全身變得很癢，皮膚也變黑，然後腹部腫得極大，只好趕快就醫，因為有黃疸及腹水，緊急住院。

住院後，主治醫師尋問她喝酒的歷史，才知道U女士從四十五歲開始，幾乎每天喝日本酒二~三合。主治醫師說：「你的病是肝硬化，原因是酒，所以請趁這機會戒酒，如果這樣做，還可以活得很久。」

第七章

肝硬化

肝硬化的症狀

肝臟被稱為是「沈默的器官」，這是因為它的預備力強，小小的傷害它，表面都不容易出現症狀。

被診斷為肝硬化時，檢查身體所出現的症狀，會如（圖十二）所示。白眼球或皮膚出現黃疸階段被診斷為肝硬化的人約占一〇～二〇％。此項再看到肝硬化的原因別，酒精性的人最多是其特徵。而以腳的浮腫或腹水為診斷依據的人約有四〇～五〇％。黃疸、浮腫和腹水出現階段的肝硬化，已經病得相當久，若能及早發現肝硬化，或許還有挽救的方法。

肝硬化的皮膚症狀以手掌紅斑和蜘蛛狀水管腫最有名。手掌紅斑是指手掌的大拇指和小指側成紅斑點狀。以這點診斷為肝硬化原因無誤的人約三〇％。

一方面，蜘蛛狀的血管腫是在胸前，背後，上手腕出現蜘蛛形的毛細血管的情況。

圖12　肝硬化診斷的症狀（原因別）

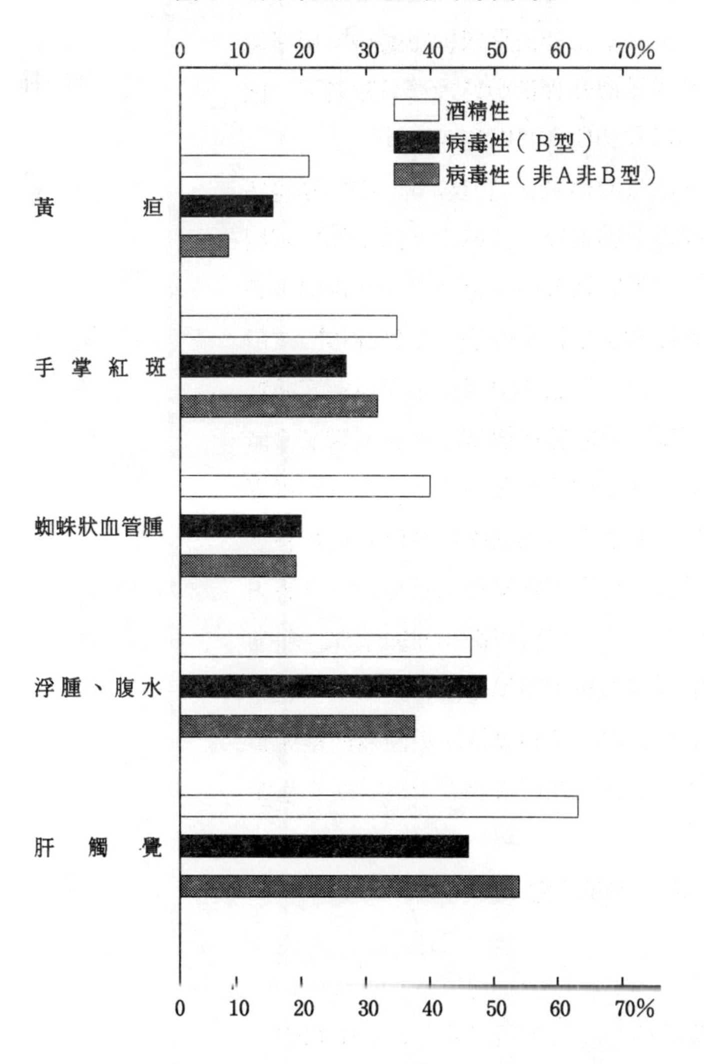

這種情形酒精性占四〇%較多，病毒性是二〇%。
手掌紅斑或蜘蛛狀血管腫是肝硬化早期階段出現的症狀。
如果看到這些異常的情況，都必須馬上找醫師商談，接受適切的忠告。

肝硬化的發展

腳浮腫和腹水

肝硬化一進行，腳就容易出現浮腫，用手指壓腫脹部分，會凹下去久久不能復原，站立工作太久的人，傍晚時穿鞋子會感到不舒服。

早上起床時，臉會有腫脹的感覺，隨時間經過，慢慢往腳部分移動，感覺到會疲倦時，開始出現騷癢現象。

人的身體內，水分占了極相當的分量，其中血液中的水分占得最多，這種水分的特質是能自由的在身體內移動。

血液中的蛋白質內的主要成分蛋白素，是一種保持水分在血液內活動的物質，這種蛋白素如果因何原因而減少了，血液中的水分就會慢慢地向血管外擴散。

水往低處流的諺語也可以用在人體上，這種擴散出來的水分會往人體的下方，也就是腳部堆積，腫脹的初期很容易從腳部看出來。

更嚴重時，睡覺變橫躺的時間內，又會回到臉部。

腫脹發生的關鍵是蛋白素減少，其主要原因是肝臟的蛋白素合成能力減低。而腎臟病也會出現浮腫是相當有名，特別是腎硬化時，蛋白素減少是浮腫的主要原因。這種情形是從腎臟病到尿中的蛋白素過多，相對的合成的速度跟不上。另外心臟病也和蛋白質的減少有關係，心臟的伸縮作用的衰退會引起浮腫。

隨肝硬化更惡化，蛋白素會漸漸減少，血液中的水分也不斷滲出，積存在身體的各部，最大的地方是腹部，差不多可積到二〇〇〜三〇〇ml，一旦超過五〇〇ml時，就會出現少許症狀。

剛開始時只是「老感覺肚子脹脹地」的程度，不久，皮帶開始吃緊，肚子的浮腫從外面都明顯看得出。

腳部浮腫、腹部積水，仍然逞強不就醫的人也有，但這種情況持續下去，也會像病例㉑的B先生引起極大的副作用。

浮腫和腹水也和攝取過多鹽分有關係，因為食鹽的成分氯化鈉在身體和水分是共同行動，持續吃過多食鹽的食物，身體內的水分會增多，就容易出現浮腫和腹水的狀態。

肝性昏睡

肝硬化再惡化，肝臟的重要機能之一解毒功能也會降低。

一方面，蛋白質對人類而言是不可或缺的營養成分，它在小腸被吸收後剩餘的物質抵達大腸，在那裡接受細菌的作用，變成阿摩尼亞及許多種有毒物質。

這種物質被大腸粘膜吸收後，被送到肝臟處理成無害物質，惡化中的肝硬化這種能力降低，有毒物質會通過肝臟傳到全身。

特別是這種有毒物質一作用到腦部，就會出現許多種症狀。

剛開始時，只會有一點性格變化，睡眠習慣紊亂的程度而已。再發展下去，性格的變化就非常明顯，好像變成另一個人似地，手的振動像鳥的翅膀拍動也發生在這階段。

再惡化下去，表情會變得無所謂狀，如果不給刺激就會馬上睡著，更嚴重的階段就是昏睡，即使打他擰他也不會睜開眼睛。

至於應急的對策方面，首先要將成為有毒物質發生源的大腸內容物用高壓灌腸排出，而且在這種情況時，血液中的氨基酸平衡會混亂，這已知是造成肝性昏睡的原因之一，要調整這種混亂就須注射特殊組成氨基酸溶液的點滴。

平常要注意便秘。可以用緩下劑或特殊瀉藥每天服用二～三回，軟化糞便以利排出。另外也要像D先生一樣，檢討每天的飲食內容，並決定每天攝取蛋白質的上限。

食道靜脈瘤

肝硬化發展中的人，也可能得到食道靜脈瘤。

如「肝硬化」的病名所示，肝硬化的人肝臟會漸漸變硬，肝臟上有從胃和腸運送血液來的門脈，門脈的下流肝臟變硬後，血液的流動就受到阻礙，沒辦法進入肝臟的血液，就不得不利用別的路徑回到心臟。這有許多個管道，其中一條就是通過食道。

通路血液量的增加，食道靜脈就會擴大，破裂的危險會增高。萬一破裂出血，因為食道是在內部，所以要止血並不簡單，運氣不好的話，會因出血過多而致命。

根據到目前為止的經驗，容易破裂的食道靜脈瘤的特徵已經可以掌握。當然，這有必要藉由內視鏡的觀察。

治療法大致分為二種，病例㉓F先生所做的硬化療法及手術去除靜脈瘤的方法。用手術確實可將靜脈瘤去除，但手術本身對肝硬化患者來說很辛苦，至於要用哪一種則要靠專門醫師的判斷。

然而並非所有的肝硬化都會發展成食道靜脈瘤，也有的會通往腎臟的靜脈，腹部的皮膚下，或直腸的靜脈，其中直腸的靜脈如果擴大（變成痔瘡），有時會引起多量出血，其他的情況則不會出血。

抽筋和肝硬化

肝硬化的患者雖不能說全部，但有相當比例的患者筋肉容易抽筋。發生抽筋的部位不限於在小腿部，手指也會發生。

短時間內抽筋就會復原，但因為相當痛，所以也頗令患者困擾。

抽筋的原因目前尚不清楚，可能和身體內的鎂無機質的成分減少有關係。只要服用含有鎂的藥，引起抽筋的機率就會減少，而且甚至完全不再抽筋，但也有補充鎂質卻完全沒有任何改變的患者，可見並不單純只是鎂質不足的原因。

肝硬化的治療和存活率

我所屬的研究室，自往昔對肝硬化的研究非常熱衷，至今已經累積許多寶貴的研究成果，在此，讓我介紹其中的一部分。

（圖十三）所示的曲線圖是表示浮腫或腹水出現後的生存率，Ⅰ～Ⅳ是所有腹水住院的人的存活率，I_1是一九三八年～四五年，II_2是一九四六～五二年，II_1是一九五三年～六〇年，Ⅲ是一九六一年～六五年，Ⅳ是一九六六年～七二年住院患者的壽命一覽表。

Ⅴ是一九七三年～八〇年。Ⅴ中連出現腳浮腫的人也計算在內，所以比率上有變化，但年年的壽命在延長卻可一目了然。

一九七一年以後的患者，如果採用同樣的統計，幾乎和Ⅴ的曲線相同。

表2是一九三八到八〇年的肝臟病治療的論文整理，像這種醫療上的進步，著實是延長肝硬化患者的壽命。

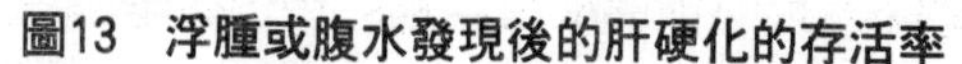

圖13 浮腫或腹水發現後的肝硬化的存活率

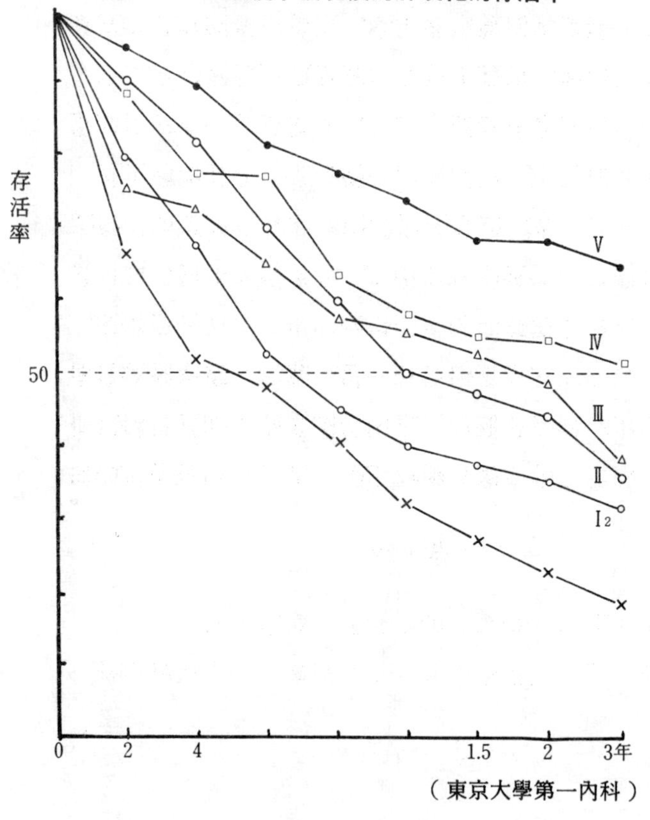

（東京大學第一內科）

表2　肝硬化治療法的論文

		I₁	I₂	Ⅱ	Ⅲ	Ⅳ	Ⅴ
年代（西元）		1938~1945	1946~1952	1953~1960	1961~1965	1966~1972	1973~1980
治療	飲食	輕~中度的蛋白、脂肪限制	為了高蛋白指示的飲食不執行		高蛋白	高卡路里	
	一般	葡萄糖 少量維他命		葡萄糖	大量維他命		
	腹水	醋 水銀利尿劑	腹水穿刺	同上 輸血、輸血漿	利尿劑 輸血	蛋白素製劑	新鮮凍結血漿
	肝性昏睡						特殊氨基酸輸液 人工肝補助裝置
	食道靜脈瘤					食道離斷術	
	肝癌						肝癌切除 選擇性肝動脈抗癌注入法 經導管肝動脈栓塞法

存活良好傾向者以女性居多

請看本研究室最近十年所做的肝硬化存活率的調查結果。

首先，被診斷為肝硬化後的壽命可從（圖十四）的圖表來了解，男女全體合計五〇%的人是六年強，三〇%的人是十二年。

調查對象的患者中，也有包括發現已遲的肝臟病患者，卻除掉這部分，被診斷為肝硬化也不必太絕望。

看（圖十四）就可明瞭，同樣是肝硬化，女性方面的情形較佳。例如，診斷出肝硬化後十年，存活者女性有六〇%，而相對地

圖14　肝硬化診斷後的存活率

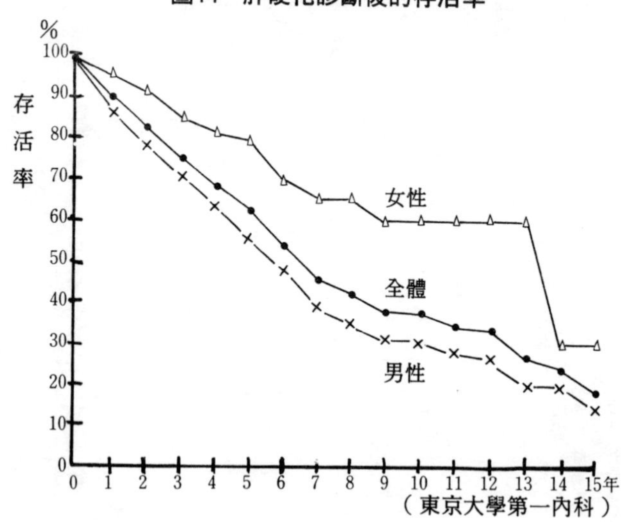

男性只有一半的三〇％而已。因為因飲酒過量而引起肝硬化只限於男性身上，所以我們將這項除去，但男女相比，不管是B型肝炎病毒，或非A非B型肝炎病毒而引起的肝硬化，女性肝硬化患者的壽命都比男性長。

而男性中，不管肝硬化的原因是酒或肝炎病毒，其壽命的長短沒有差別。這種男女差別的原因在哪？雖是一個頗耐人尋味的現象，但目前尚未被研究出結果。

男女身體組織的差異，特別是賀爾蒙可能是差別的原因，是立刻被想到的，但目前尚沒有科學證明的報告出來。日常活動，飲食等的生活習慣，男女的差別可能也是影響的原因，無論如何，今後最重要的課題找出解決的方法。

肝硬化患者的飲食

肝硬化患者的飲食療法在戰前以限制高蛋白和脂肪被認為是較好的方法。

後來Patek博士發表「當然還是高蛋白的食物才能延長肝硬化患者的壽命」之說。這理論在歐洲被承認後，日本人因全體仍處於飲食生活極為貧乏的時代，想要採用高蛋白的食療法，實行上卻有困難。

戰後十年過去，飲食情況開始改善，終於全國可以高蛋白的療法，參看（圖十三）我們就能明白，隨著這方法的實行，肝硬化患者的壽命延長了。

但是所謂很好的高蛋白質食物，到底是攝取多少的量較適當呢？它的計算方式是每一kg體重一・五g以上的蛋白質為基準。

這裡所說的體重是指標準體重，請以個人的身高爲基準來計算。

（標準體重＝〔身高－一〇〇〕×〇・九）

並非任何蛋白質都適當，一日必要量中，必須要有三分之一是動物性蛋白質。

至於卡路里（熱量），要將體重保持在標準體重的十一％～十五％範圍內，只要調節量即可。

前面所講的雖然都是關於肝硬化，但只要是肝臟的許多功能比正常人低落的階段都通用，當然慢性肝炎的人也不例外。

但是，發展中肝硬化的人就不同了。如果蛋白質攝取過量的話，會引起肝性腦肝，這階段的食療法的基準是「低蛋白食物」。至於低蛋白食物開始的時機，和食物的內容則請和主治醫師詳談。

如人所知，蛋白質是對身體而言不可或缺的營養素，無論肝硬化如何的惡化，都不能極端地減少蛋白質食物。若長期地限制蛋白質，就會將自己身體內的蛋白質，特別是肌肉的蛋白質新陳代謝掉，這就像「章魚吃自己的腳補充營養」一樣。

解決這種進退維谷情形的方法之一，是服用特殊組成氨基酸經口劑。只要檢查肝性昏睡患者的血液，就會發現體內的氨基酸平衡混亂，只要將方向導正，就會讓昏睡的人甦醒過來。肝性昏睡應急對策用的特殊組成氨基酸溶液在市面上都能買到，可以一般性地使用。這種特殊組成氨基酸溶液的經口版已有二劑販賣。將粉末狀的處方溶於水中，再加上少許調味喝下即可。

平常的飲食所吃下的蛋白質一天限制在三〇g程度，不足的部分以特殊組成經口氨基酸口劑補充，這種治療法，一方面維持營養的平衡，一方面預防引起肝性腦炎，這種新觀念的治療頗引人注目。

關於食鹽方面也要注意。食鹽中所含的氯化鈉會吸收掉水分，惡化中的肝硬化狀態，是無法將進入身體內的氯化鈉排出腎臟，所以氯化鈉容易在身體內堆積。

在這種狀態下，如果攝取過多的食鹽，就會出現腹水及浮腫，不管是什麼狀態，對身體而言過多的食鹽只是「有百害而無一利」，所以不只是肝硬化的人，肝臟病的患者也要從平時就習慣「平淡口味的飲食」。

病例㉑　肝硬化引起腹膜炎　B先生　48歲　男性

B先生因酒引起肝臟惡化，常在附近的診所治療，但因受不了醫師老是要他戒酒，就不再去治療，而身體也不再惡化，就繼續喝他喜歡的酒。

二～三個月前開始，一到傍晚腳就浮腫，那時腹部也變大，但以為是自己變胖，所以也不理它。

但有一天，B先生突然肚子劇痛，發抖，並發燒到攝氏三十九度，被救護車送到大學醫院去。

診察的結果腹部有積水，為了檢查，醫生在肚子上刺針，結果流出相當混濁的水。

B先生的病名是腹膜炎，醫師用強力的抗生物質療法救了他一命，也就沒事地出院。

B先生的情況是盤據在腹部的細菌也侵入血液中，也有一點敗血症的狀態，如果再慢一步，可能連抗生物質的威力都不能奏效。

肝硬化的原因引起腹部積水的狀態，有的會像B先生一樣引起原因不明的腹膜炎。以我們自己的調查，約有一〇%的患者會如此，其中要注意的是因喝酒過度引起肝硬化的人。

原本腹部是清潔區域，細菌到底從何處而來?有一說是從腸子滲透出來。腸中原本有許多大腸菌和無數的細菌，這細菌的一部分會浮在腹部的水中，通過情況惡化的腸壁穿出。

我們觀察所培養的引起腹膜炎的細菌，發現其中有原本在腸中不該出現的東西，因此我們推斷，這個例子是由身體表面的小傷侵入的細菌積存在腹部。

腹部沒有積水的人，不會引起這種特殊形態的腹膜炎，剛出現浮腫的人要立刻就醫，以預防腹水的出現。

預防方法主要以食鹽限制和補給適切蛋白質的食療法，以及服用利尿劑二種為主。

腹部積水的人，若有肚子劇痛，原因不明高燒情形時，請趕快看醫生。

病例㉒　肝性昏睡

D先生　52歲　男性

D先生深受慢性肝臟病之惱，每天搜集各種有用的方法，那時接受熟人的推薦嚐試飲用「生鱉血」，用了後感覺身體更有力，於是繼續使用。

直到D先生突然持續三天便秘，而且言行變得怪異，那一天，D先生在妻子的照料下來到醫院，結果是「肝臟的原因，意識狀態變異」而住院。

入院後的D先生臉上沒有任何表情，簡單的計算也不會，兩手像鳥的翅膀一樣振動。醫生立刻用灌腸排便，並開始特殊組成氨基酸溶液的點滴注射，經過三小時，D先生的意識清醒過來。

剛入院時D先生血液中的阿摩尼亞值是正常人的二倍，所以除了少量被許可的食物外，其他一概禁止。

翌日和醫院專屬的營養師交換意見後，檢討D先生到病發為止的飲食內容，才知道D先生三餐所含的蛋白質達六〇～八〇g，再加上「鱉的生血」，蛋白質的攝取量的確過多。

病例㉓　食道靜脈瘤

F先生　48歲　男性

平日喜愛喝酒的F先生最近覺得胃不舒服而到醫院去檢查。檢查的結果胃並沒有毛病，倒是食道的血管有點腫脹，醫師建議做內視鏡檢查。內視鏡檢查發現，在食道粘膜下方的靜脈上有四條如念珠般腫起的顆粒。醫生說明：「覆蓋靜脈的粘膜已變得非常薄，靜脈破裂的危險性很高」，為了治療，介紹他到大學醫院去。

大學醫院的綜合診斷是「肝硬化的原因所引起的食道靜脈瘤」。F先生住院後，一邊以內視鏡觀察食道靜脈瘤，一邊注入藥物，接受消滅腫脹的靜脈瘤治療（硬化療法）。

出院前主治醫師對F先生說：「這樣一來，短時間內是不會破裂，但因為硬化療法不能長時間地消滅食道靜脈瘤，所以請定期地接受內視鏡檢查。」

病例㉔　肝硬化引起抽筋

C女士　48歲　女性

「抽筋」有時也會以肝硬化的症狀出現。

四十八歲的C女士，每當購物等長時間走路後，常常會引起腳抽筋，起初也只以為是年齡的關係並不在意。

但是隨著冷天增多，抽筋的頻率增加，才發覺情況不對而到附近的整形醫院去求診。

在那裡的血液檢查，發現有肝臟方面的疾病，於是介紹專門醫師詳細檢查，抽筋是因為她患有肝硬化才引起的，這說明讓C女士相當吃驚。

第八章　肝癌

肝癌的死亡

根據日本厚生省的調查，一九八八年癌症的死亡人數約達二十萬五千人，其中胃癌最多，約四萬八千二百人，占了全體的二三・三%，比肺癌的約二萬三千三百人（一六・二%）有很大差距，肝癌的死亡人數約二萬三千人（一一・二%）居第三位。

如（圖十五）所示，男性方面因癌症死亡的前三位中，胃癌正年年逐漸減少中，相對的肺癌、肝癌卻在增加中，預測在西元二〇〇〇年時，男性肝癌的死亡將會升到第一位。

另一方面，女性一九八八年所有癌症死人中，肝癌占第五位，從七五年以來，和以前相比的減少傾向到此停止，今後，預測肝癌的死亡人數將會增加。

再說到肝硬化，幾乎所有的肝癌都是由肝硬化演變而來，所以只要預防肝硬化的對策做萬全，即可撲滅肝癌，但這仍須要很長一段時間。因此，為了對付不久將來即會增加的肝癌，我們的醫療機構須儘快絞盡智慧提出對策。

當被宣佈為肝癌時，和十年前等於宣判死亡相比，最近的肝癌醫療技術已大有進步。

圖15　惡性新生物的主要部位別修正死亡率的年次推移

（厚生省人口動態統計）

—西元1960、65、70、75、80、85—

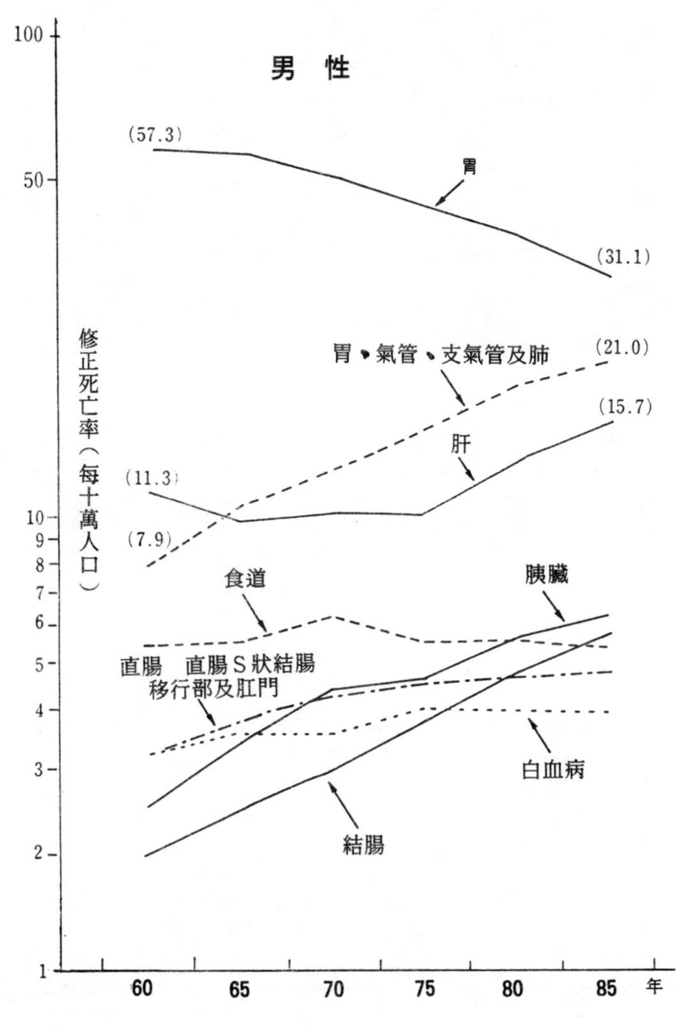

圖16　惡性新生物的主要部位別修正死亡率的年次推移

（厚生省人口動態統計）

—西元1960、65、70、75、80、85—

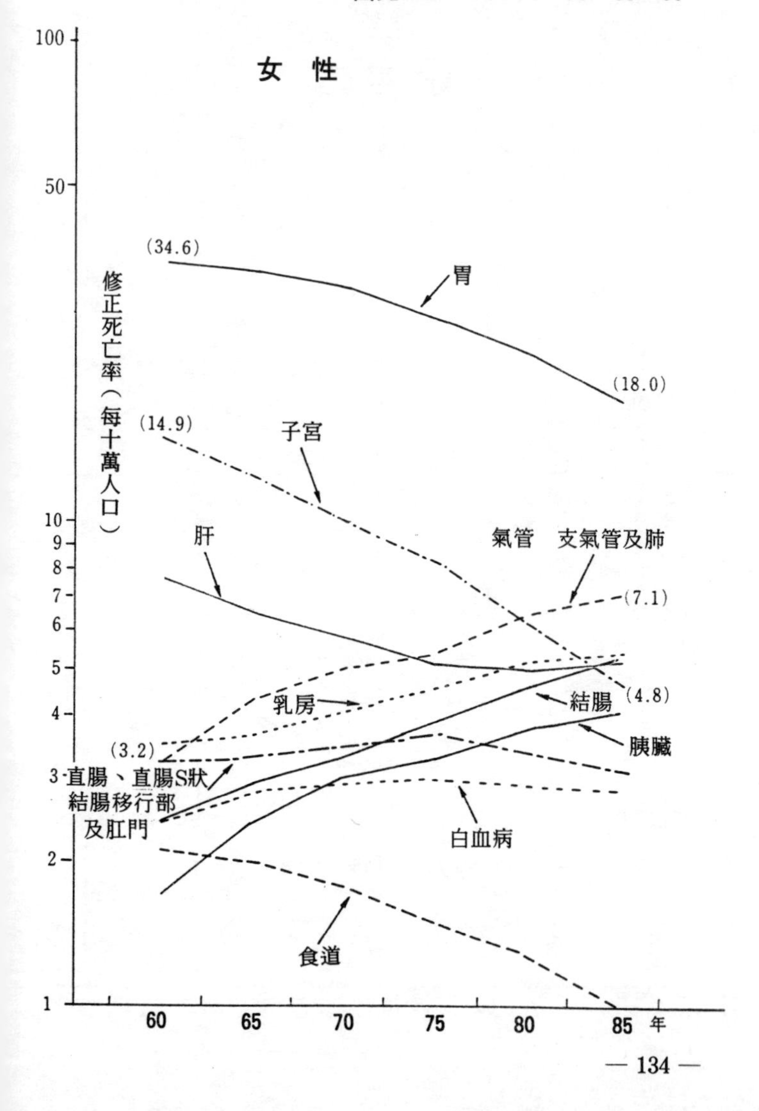

肝癌的長期生存例

大約在六年前，有機會對日本的肝臟患者中有多少人可以在被診斷為肝癌後存活五年以上做調查。

當時集合所有全國蒐集來病例，約有超過一〇〇人存活過五年以上。

其中大部分是利用手術完全摘除癌腫瘤的人，其後都沒有再復發，或僅小小的再復發反應。

這完全是靠腹部超音波，CT、MRI等高精密的癌症診斷法，以及高水準的手術，才能較安全地將癌細胞從肝臟上摘除。

一方面像病例㉕的H先生一樣，被診斷為肝癌時，癌細胞已大幅擴散，除非實行肝動脈栓塞療法，別無他法，而仍然能存活五年以上的人，只有少數幾人而已。

這次的統計之後，像H先生一樣反覆實行肝動脈塞栓療法，存活了五年以上的人，現在在我們醫院就有三位，這也表示治療成績已有顯著進步。

先前所提全國統計的四年前，所謂的肝癌長期生存例的定義，是診斷後三年以上的存活，可見日本全國肝癌的治療，可用日新月異來形容。

何謂肝動脈塞栓術（TAE）

對因許多理由而不能動手術的肝癌患者，這是廣泛被使用的治療法。在大腿內側用針刺動脈，將導管從針穴穿入儘可能達到病變處，再注入特殊粉末封閉動脈，如此一來，癌腫塊部分就得不到從動脈送來的新鮮血液，也就是用「斷量法」餓死大部分的癌細胞。

做TAE時，同時加入抗癌劑會提高治療效果，但是癌腫塊周圍部分不容易破壞，所以有再復發的可能，要一方面繼續用超音波或CT觀察腫塊的狀態，再決定再治療的時機。

肝癌的新治療法

最近幾年由於超音波、CT普及全國，癌腫塊尚小時就能發現的比例提高，有時一公分以下的都能發現。

至於這樣的癌要如何治療呢？雖說癌尚小，但卻不能完全切除，肝癌大部分都發生在已受傷的肝臟（慢性肝炎、肝硬化），無法負擔除了癌細胞外還要切除大塊肝臟。

雖然在癌腫塊尚小時就發現，卻沒有完全根治的方法嗎？

首先是外科手術，可以儘可能在癌以外的部分不要動手術刀，只切除癌腫塊部分。

由於手術所使用的道具愈來愈發達，出血量也比以前少，可以只取出惡化部分。

酒精注入療法

因為肝硬化發展中，如果採用全身麻醉，切開肚子，有時會出現危險情況。此時，可以考慮使用酒精注射到病處加以破壞。

在我們醫院成功的例子相當多。先以超音波描準癌細胞，然後穿過皮膚打進針管直到病處，再注入數毫升的酒精，這方法對只不到二～三公分的小癌腫塊最有效。

飛彈療法

對已經蔓延的癌細胞，一般都採用抗癌劑殺死癌細胞的治療方法。

但，抗癌劑對癌以外的細胞也會造成傷害，所以治療很難進行得順利。

為了解決這困難，如果能開發一種只能到達癌細胞的抗癌劑最理想。

飛彈療法是指在飛彈上放置抗癌劑放入體內，只選擇癌組織加以破壞。至於擔任飛彈任務的則是一種特別抗體。

這種特別抗體是指當人類身體中有異物侵入時（病毒、細菌等），為了排除這異物，淋巴球所製造出來的抗體。這種抗體能和異物結合，進而破壞異物。

在這情形中，對付一種異體會有一種淋巴球擔任此任務。

因此，如果從體內取出對抗某體特定異物（A）的特定淋巴球，再培養這淋巴球讓它繁殖，只對抗這種（A）的抗體就會從培養液中分泌出來。

再精製這種抗體（a）做成「藥」，對異物（A）沒有抵抗力的人，當（A）偶爾侵入時，趕緊注射（a）就能預防發病。

現在，對抵抗力極弱的人所注射的多種抗體，是由多抗抗體所組成。

相對地，前面所提特定抗體，則是指帶著單一特定目標的抗體。

癌細胞對健康的人而言是異物，它帶有正常細胞沒有的部分。

以這不正常部分（稱癌抗原）為目標而做出抗體，將這抗體做為飛彈的話，這飛彈不會對付正常細胞，只會瞄準癌細胞前進，飛彈的核彈頭（抗癌劑）只會對目的的場所發揮威力。

為了實現這種飛彈療法，認清癌抗原，及製造出對付癌抗原的抗體是二大重點。

我們的研究範圍集中在這二點上，也有確實的結果。但可惜的是製造特定抗體的淋巴球無法分裂增殖。

不過，我們將有分裂增殖的細胞和這種淋巴球相融合，做出子細胞而獲得特定抗體。這種方法是在一九七五年美國所發表的，馬上被引進到醫學的各範疇，並在各範疇有飛躍的進展。

抗癌特定抗體最初在老鼠上做過多次實驗，其次再用於人體上，不過我們的研究依然持續，希望能做出安全性更高的人體用特定抗體。

養子免疫療法

在身體內巡迴保護的淋巴球中，具有殺死癌細胞的kiner——T細胞，患有癌症的人，這種細胞的機能特別低弱。

要恢復這種機能，就必須要有其他淋巴球分液的物質，這種物質可用遺傳工程的技術合成，在市面上可以買到。

而最近，也可從癌症患者身上取出淋巴球，放入特殊的培養液中培養一段時間，待這些淋巴球恢復原本機能，再注射回患者體內。這種破壞癌細胞的治療方法已在日本許多研究中心經過試驗階段，這種治療法就是養子免疫療法，別名ＬＡＫ療法。

這種療法最初只用在相當惡化階段且無他法可醫的患者身上，所以治療效果難以判定。而且這種療法和注射一次抗癌劑相比，花費更多的人力和時間，又缺乏經驗，所以現在仍在評價階段。不過到目前為止，尚沒有重大副作用的報告，這給研究這種治療方法注入許多勇氣。

肝臟移植的展望

除非肝臟移植別無他法的東京八歲女孩，一九八六年三月在父母的陪同下來到美國威斯康辛州立大學醫院接受手術，手術後經過二次危機，終於順利地恢復（一九八七年五月）。

現在，實際實行肝臟移植的主要國家有美國、英國、西德、加拿大、荷蘭、澳大利亞、中國、台灣等，到目前的手術總數已超過一萬例（一九九〇年一月）。

特別是美國的匹滋堡，幾乎以每天二例的速度在進行手術。

一九八〇年為止的數十年間，治療成績並不佳，五年存活率只有一九％，這以後，引進抑制肝臟移植後排斥的特效藥，成績飛躍直上，五年存活率提高到六〇％強。

日本於一九六四、六八兩年各有一肝臟移植的病例，這兩例都是由死者身上取肝臟移植，結果都不成功，以後二十二年間都不再實行肝臟移植的手術。

直到一九九〇年，日本才實行由父親的肝臟一部分（左葉）移植給小孩的生體肝移植手術，這次為契機，日本關於肝臟移植的討論再一次升高。

然而，肝臟移植對象的疾病，只考慮因猛爆性肝炎、肝癌、肝硬化、小兒先天性異常的肝臟病，在日本，大約有一萬五千人。

另一方面，提供肝臟一方也有許多限制，而其中以「腦死者的健康新鮮肝臟」為絕對必要條件。

當然，對小孩子的患者，必須選擇同樣大小的肝臟，在美國接受肝臟移植的八歲少女，就是選擇因交通事故而陷於腦死狀態的九歲少年。

最近有關腦死問題的座談會在各地召開，法醫學會也向腦死即個體死的認定方式努力，致力器官移植的醫院都各自沒有倫理委員會，不讓移植工作有過度舉動出現。

對於深受慢性肝臟病困擾的人而言，肝臟移植是非常具魅力的醫療方法，但試算實際的醫療費用，確實是相當高額的醫療，因此，不得不靠政府機關的協助。

病例㉕　肝癌的長期生存例

H先生　44歲　男性

H先生四十歲後，老覺得全身無力，容易疲倦，只好到附近的市立醫院求診，因疑似急性肝炎住院二個月，出院後繼續門診治療，但肝機能檢查指數都不正常，二個月後又再住院。

那時接受肝生檢檢查，因慢性肝炎發展中，有必要繼續治療，於是轉到內科醫院。

從那時開始門診治療，但從發病起大約四年後，卻被宣布「黃疸出現，請到專門醫科接受治療」，而來到我們醫院。

能正確地把握症狀，就能建立治療方針，H先生入院後先做腹腔鏡檢查，發現已發展成肝硬化的狀態。

住院隔天的超音波檢查中，發現肝臟內有疑似癌細胞的存在，於是用血管造影檢查，發現了直徑三公分的腫塊，周圍已有許多轉移的細胞。

由於癌細胞已經擴散，而且肝硬化已經相當惡化這二個理由，放棄動癌的切除手術，而改以肝動脈塞栓術治療。

其後經過超音波、CT的追蹤癌細胞的狀態，仍有些許惡化徵兆，馬上又追加肝動脈塞栓術，盡力抑制癌的擴散。

可惜的是H先生在發現癌後五年五個月，因癌的一部分破裂而死亡，無法動手術的惡化狀態，竟也能存活五年以上，的確是令人驚異的例子。

病例㉖ 肝 癌　K先生 42歲 男性

這是一個發展中的肝癌治療成功的例子。

K先生四十七歲時，被公司的健康中心判定有肝機能障礙，於是被介紹到附近的醫院去，連續看了三年，都沒有好轉，於是來到了我們醫院要求治療。

最先的血液檢查的結果在一週後出來，令人驚訝的是AFP值竟高達正常人的一萬五千倍，確定有肝癌存在。

於是立刻用超音波掃描，看見在肝癌中央部位有一個直徑七～八㎝的腫塊，離它不遠的左葉上也有直徑二㎝的腫塊。

在住院後接受更精密的檢查，幸好癌細胞只停留在肝臟上，並未轉移到別的器官。

但是在肝臟的病源有二處，而且其中一個在肝臟深處中央部分，且腫塊過大，即使用手術切除了，剩下的肝臟實在太小，也會有生命危險，只有靠肝動脈塞栓術（TAE）來治療。

一次的TAE就想完全殺死兩邊的癌細胞相當困難，於是間隔二個月後，再做第二次治療。其後，定期地實施CT和超音波檢查觀察癌細胞的變化，癌細胞慢慢地變小，且幸運地沒有再復發的徵兆。

老實說，治療前，我們只想看能不能拖延癌細胞的惡化下去，這樣的結果，的確令我們吃驚。

結果，最初所發現的大小三個腫塊，經過二年後完全沒有任何復發的訊息，可說已完全治癒。

一方面，很可惜地這次我們在肝臟右葉的深處（背部）上，發現一個直徑一・五㎝的新腫塊。

這個腫塊因為很少，而且接近肝臟的表面位置，所以有自信以手術完全摘除，在向患者詳細說明後得到同意，於是進行開刀手術。

這個人的手術引進新的方法。這不是用手術刀切除患部的傳統方法，而是採用最先端的技術，切開患者腹部，讓患部容易觀察，然後用鐳射光燒死癌細胞。用這種鐳射光治療的好處是出血量少。

肝臟這個器官可以說是在血液的海中沈浮的細胞。用手術刀切除肝臟，當然一定會大量出血。因此，除了鐳射光外，也在手術方法和手術器具上下功夫，現在肝臟專門外科已經使手術的出血量減少。

用鐳射光治療的缺點是，只有在表面附近的細胞，鐳射光才照射得到，在深處的腫塊只好用別的方法。

接下來是題外話，使用鐳射光治療癌症，也開始應用到胃的範疇。胃癌的情況可在胃鏡上裝上鐳射光反射裝置，長在胃膜上（淺的地方）的早期胃癌，不用切除胃部就能根治。

病例㉗ 肝 癌　　T先生 51歲 男性

五十一歲的T先生，素來愛喝酒，周圍的人都稱他是「好酒量的人」。但是，約一個月前開始，T先生開始厭惡酒，以前可以每天喝五合的人，現在只能喝二合，再多就要醉了。

剛好此時T先生的公司舉辦成人健康檢查，他就去受診，但胃的X光檢查沒有異常，血液檢查也沒有問題。

但是T先生不只變得不愛喝酒，連吃的習慣都改變，以前愛吃的肉都不吃，只吃魚類，連太太都莫可奈何，而且還變得愛吃酸。

T先生從明顯地不能喝酒開始，約五個月後，右上腹都開始疼痛，到附近的國立醫院求診，被診斷為「肝臟腫大」，醫生要他隔天接受腹部超音波檢查，隔天的檢查結果是「肝臟有毛病，請住院」。

以後的精密檢查結果，T先生的肝臟已經被癌侵入，而且範圍已經擴大，手術和肝動脈栓塞法都已經來不及了。

從T先生的母親處聽來，他在六歲時得過黃疸，主治醫生判斷「從那時開始，肝炎有可能一直持續著。」

病例㉘　肝癌　Q先生　46歲　男性

Q先生在六年前四十歲時曾響應街頭的捐血運動，不久之後捐血中心連絡他「肝機能異常，請接受精密的檢查」，驚慌的Q先生急忙到大醫院求診。然後住院約二週，接受腹腔鏡檢查等精密檢查，被診斷為「慢性肝炎」，以後持續每四週一次的門診。

開始的三年間都做血液的檢查，但最近的三年接受腹部超音波檢查的機會大增，特別是這一年，每四個月就檢查一次。

Q先生的情況，用超音波發現直徑二cm左右的肝癌，用手術摘除掉了。

慢性肝炎的發展，或患有肝硬化時，就要隨時注意可能會變成肝癌。

肝癌在尚小時若能及早發現，就能完全切除，因此，腹部超音波被發揮極大威力。

病例㉙ 肝 癌　L先生 56歲

L先生在全身健康檢查時發現「肝臟有疾病」而住院，接受精密的檢查後，發現「肝臟中有二處放置不理已惡化的腫塊」。

二個部位的腫塊想用手術切除相當困難，醫師建議用細針注射酒精來殺死癌細胞。

隔天，醫師帶來超音波的儀器，用機器瞄準二個腫塊後，向肝臟部分插入針。

酒精剛注入時有疼痛的感覺，但不是很強，大約一個小時後治療結束。

隔天的超音波檢查中，問題的腫塊已經變白，醫師拍胸脯保證說「已經完全死了」，三天後平安地出院。

第九章　肝臟病的信息

肝臟病信息的症狀

成人肝臟的重量大約有一·二~一·三kg，這大概是體重的五十分之一。如此的肝臟算得上是大器官，因此具有極大包容力，少許的受傷也不會呈現到表面上。事實上如果詢問因慢性肝炎而門診的人「身體有任何不舒服的嗎?」答案通常是「沒有」。

但是，一旦表面上出現徵兆，那就表示肝臟已經受到相當破壞。如果不馬上到醫療機關接受指導治療，可能會病入膏肓無法挽回。

這裡要談論的重點是，什麼症狀是屬於什麼肝臟病，以及該用何種處置方法。

黃疸

黃疸是黃色色素在體內堆積過多的狀態，首先白血球會最先染黃，幾乎同時小便的顏色也變濃。再繼續發展下去，全身皮膚都會帶有黃色調。

這種黃色色素對人體，特別是腦部一種有毒物質。當黃疸出現時，就表示肝臟的重要功能之一解毒功能受到破壞，可說是相當危險的信號。

以年代別來看，剛出生的新生兒期黃疸是大家都知道的。

這時期的黃疸，只有程度上的差別，幾乎所有嬰兒都無法避免。

大多數的嬰兒在一週後就會消失，只有一部分程度較強，或者時間拖較長，此時就成為光線治療的對象。

這種新生兒黃疸的再次出現，就表示患有重病。

首先第一種是先天性膽道閉鎖。

這是指肝臟所製造的膽汁集中後送往腸的膽道天生就封閉的疾病。如果不管他，沒有地方去的膽汁就會危害肝臟，甚至發展成肝硬化，終於危及生命，是一種非常恐怖的疾病。

對策是利用手術取出閉鎖部分的膽管，再換上正常的同樣部位，讓膽汁能自由流通。

而手術無法進行的細小膽管封閉，或黃疸的持續時間過長，已經變成肝硬化時，除了肝臟移植外別無他法。

此外，因膽汁排泄機構的障礙所引起的乳兒期～小兒期黃疸疾病相當多，這些都是天生的疾病，在遺傳因子治療實現之前，肝臟移植是最好的方法。我們常在報章上看到國外有關嬰兒接受肝臟移植手術的病例，其中大部分都是這種病。

這個時期平安地渡過，接下來的主角就是病毒肝炎。但是和大人不同的是，當小孩子感染病毒肝炎並不會出現黃疸，若是因病毒肝炎而引起黃疸，那就是相當嚴重，小孩子也有可能得到猛爆性肝炎。

青年期以後，引起黃疸的肝臟病的主角也是病毒肝炎，且青年期中，肝炎病毒以外的病毒，也可能黃疸的原因，其中以EB病毒為主因的傳染性單核症（參考八十八頁）最有名。四十歲以後，與慢性肝炎和肝硬化並列，癌也成為黃疸的主因。特別是隨著年齡的增高，癌的比例也增高。

胰臟癌中也有不少是因胰臟頭部發生病症而引起黃疸，這是因為胰臟的頭部和十二指腸相接，即使是小小的癌，也容易壓迫到十二指腸出口的膽管。

和膽汁的流動有直接關係的膽管或膽囊癌也容易引起黃疸，而胃癌或腸癌會轉移到膽管的附近，也會引起黃疸。

癌以外最多的原因是膽結石。膽結石所引起的膽囊炎，如果蔓延到肝臟也會引起肝臟的損害，或因膽結石引起膽汁的流動停止時（總膽管結石症）也會出現黃疸。

此外，大多發生在女性身上，頑固的發癢所伴隨而來的原發性膽汁性肝硬化，和多發生在男性身上，膽管變硬變細的原發性肝硬化膽管炎，都是中年以後所發生的以黃疸為主要症狀的疾病，至今仍爲原因不明的難症。

疼痛

通常疼痛很少是肝炎的主要症狀。這是因為肝臟內部沒有感覺疼痛的神經，但包圍肝臟的膠囊上有感覺疼痛的神經，當發生急性肝炎時，肝臟會急速腫大，這層膠囊也會跟著膨脹，肚臍的右上方處就會感覺到疼痛。

這種情形下的痛是屬於沈重形，而非尖銳性的抽刺痛，有的則是因醫生的觸診壓迫到肝臟，才開始感到疼痛。

慢性肝炎和肝硬化時，即使肝臟變腫大，自己也很少會感到疼痛，從身體外觸摸肝臟，也沒有被摸的感覺。

比較神經質的人，因為常常想疾病的存在，所以當他訴苦說「有感到肝臟的存在」「感到痛苦」等症狀時，通常和病情的關係不大。

激烈疼痛的代表是膽結石作怪，位置在肚臍上稍向右的腹部上方，有時疼痛也會波及背部的右上，右肩處。

膽結石發作時的疼痛非常有名，這種疼痛和腎結石的疼痛並列最強，在醫學用語被稱為「疝痛」。而且因爲細菌多會一起出現，容易引起伴隨顫抖的發燒。

當然肝癌也是非常疼痛，在肝癌的惡化中，癌的一部分破裂引起內出血的話，更會加重疼痛。肝臟或膽囊都在腹部的右上方位置，疼痛出現的場所也多發生在腹部上方。而胃、十二指腸、胰臟等疾病疼痛的地方也幾乎在同一位置，所以很難推斷是哪一個器官有問題。為了獲得正確診斷，一定要儘可能掌握疼痛的資訊，例如膽石的發作，通常是食用過度油膩的食物之後。

容易疲勞無力

「老覺得疲倦」「容易疲勞沒有元氣」「支持不久」等症狀，雖不是肝臟病特有的症狀，但卻是肝臟病患者經常訴苦的事。

這裡所舉的症狀都是感冒初期症狀，如果這些症狀出現後，沒有再出現其他感冒的症狀，或比平常的感冒拖更久，這階段就要趕緊去看醫生。

出現在皮膚的症狀

手掌變紅，且帶有一些紫色，這是肝硬化的信息。特別是手掌的母指到小指間特徵最明顯。用手指一按就會變白，這是因為皮膚的毛細血管擴張所引起。

另外，在胸部、背後及上腕部也會有如蜘蛛狀的毛細血管擴張症狀，這也是肝硬化的信息。

女性在懷孕中，或有過生產經驗者，即使沒有肝臟病，也容易出現以上二種症狀，至於男性就不能夠輕忽，必須馬上去看醫生。

除此之外，男性的胸部變大，像女性乳房一樣的症狀也是肝硬化有名的信息。這些症狀被認為都是女性賀爾蒙在作怪。

愛喝酒的人，鼻頭的毛細血管會明顯起來，臉一腫就變紅臉，特別是鼻頭血管浮現的人要特別注意。

若有其他的疾病而必須服用新藥方時，要特別注意最初一～二個月有何變化，新藥物如果對身體不合適，也會損及肝臟。

藥物過敏的症狀之一是皮膚上面出現許多疹子，而「癢」是重要的症狀之一。

癢也是原發性膽汁性脾硬化這種中年女性疾病的初期發病症狀。

這種疾病在出現癢後，黃疸也會跟著出現，是一種麻煩的病。

此外，也有一種妊娠中出現癢和黃疸的稀有疾病，不過幸好對母體和小孩都不會有重大傷害，不必驚慌。但是因為癢的程度很強，即使在妊娠中，有時也不得不借助藥物的力量。

肝硬化的人，即使眼睛看不到黃疸出現，但體內的黃色色素卻在增加，這些逐漸屯積在皮膚上，看起來有點黑。

有一種皮膚變黑成青銅狀的肝硬化，這是因為體內鐵質堆積過多而引起的障害。

除肝臟外，體內的許多器官因鐵質堆積，也會引起糖尿病（胰臟）、心率不整（心臟）、陽萎（睪丸）等症狀。

這種疾病大多發生在男性身上，中年以後的男性，如果皮膚異樣變黑，請儘量早接受檢查。

性格的變化

一向溫厚、穩重的人，如果像變成另一個人似地易怒、還不到老年痴呆症的年齡卻變得健忘、老掉東西，連別人的名字都想不起來，有點人格或性格的變化是肝臟病，特別是惡化的肝硬化患者的症狀。

這階段再惡化下去，白天夜晚的次序會反轉，對事物不再有感覺，終於陷入昏睡狀態。這些都可解釋為因肝硬化的惡化，肝機能低弱而引起的意識障礙。但最初時期容易被周圍的人誤判為「腦筋有問題」而求助於精神科。因為肝硬化的影響，肝臟的解毒功能受損，阿摩尼亞等種種毒素浮在體內，這些會傷及腦細胞。

猛爆性肝炎也會引起意識障礙。猛爆性肝炎是突然發生在從沒有得肝臟病的人身上，而且病情變化快速，和肝硬化時的意識障礙很容易區別。

而且大部分的情況下，意識障礙出現時，也會清楚地出現黃疸。不過也都是意識障礙先出現的情形。像這樣沒有發現肝臟病是其原因，而把意識障礙初期出現階段的病人，誤認為是精神病的情形也很多。

病例㉚　體質性黃膽　　　　〇先生　19歲　學生

進入自己憧憬已久的大學〇先生，在入學前的健康檢查中被發現「出現輕微的黃疸」，而被介紹到大學的附屬醫院去。

進一步的檢查結果證實，〇先生確實有輕微的黃疸，肝功能血液檢查的指數也不正常。再仔細研究內容後，醫師說：「天生體質性黃疸的可能性很高。」凡事沒有徹底弄明白便不放棄的〇先生，在和主治醫師商量後，接受肝生檢的組織檢查。

檢查的標本中，特別觀察酵素的活動，其中有一種酵素的活動力極端低弱。再觀察剩餘的標本，並沒有發現其他疑似疾病的地方，〇先生的黃疸屬於體質性，只要對日常生活沒影響，並沒有特別治療的必要。

〇先生這種是因特殊酵素天生有損害而出現的黃疸。

一聽到黃疸，往往讓人想起肝臟的功能有重大損害，像〇先生這種例子對身體完全沒有障礙，就是不必管它也沒關係。

第十章

肝臟的功能

肝臟的位置

你知道肝臟在人體的哪個部位嗎?當我還是醫學院學生時,有一次上解剖學,上課時教授就先講了一段話「在上完我的課,還有以為肝臟是在身體左邊的笨蛋,你們不要覺得好笑,這是你們一位學長的實例」。

肝臟如(圖十七)所示是在右上腹部,肋骨在前、後、橫在保護者,向上平躺屈膝放鬆小腹,再深呼吸讓腹部凸起,此時從腹部上方可摸到肝臟的下緣。但也不是任何人都能摸到,只限於較瘦的人,或腹肌緊張度不夠的人。

肝臟的重量約重一•二~一•三kg(約體重的五十分之一),在人體的器官中和腦並列

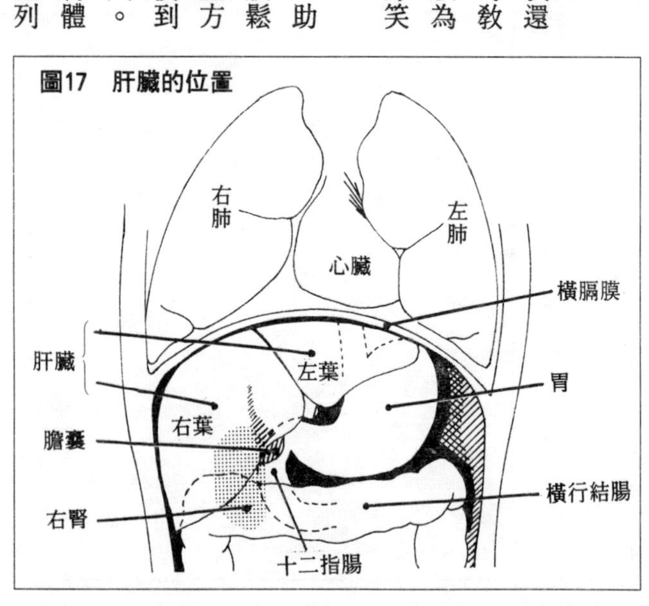

圖17　肝臟的位置

為最大的器官。

我們醫師習慣將肝臟分為二部分，稱右葉和左葉，實際上它們中間並沒有明顯的區隔，是屬於一整塊。

但這麼重的器官如果讓他自由晃動也很困擾，所以用韌帶固定在橫膈膜上，而以韌帶分左右二邊。

肝臟的構造

從身體下方往上看肝臟，就如（圖十八）的說明圖。接近正中央的部位，有肝動脈、門脈、總膽管出入，此處總稱為肝門，旁邊則連有膽囊。

另一方面，集合肝臟流出血液的肝靜脈，

圖18　肝臟下面的說明圖

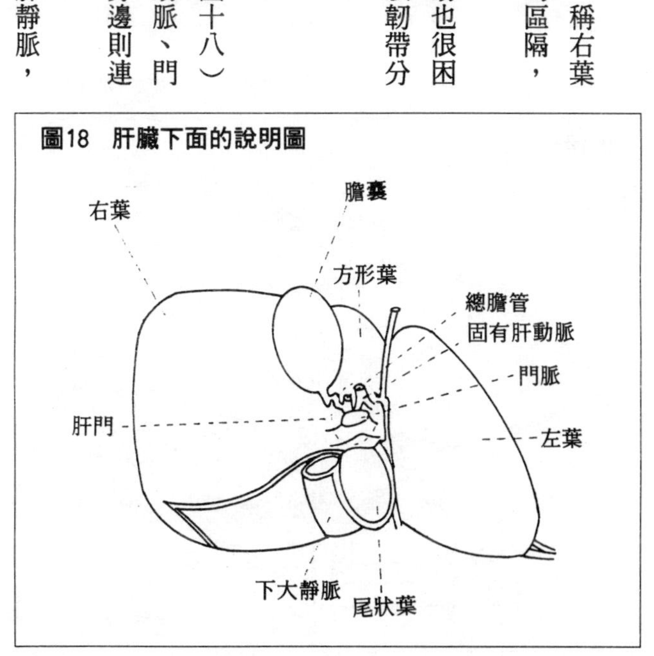

在稍微離開一點處，和下大靜脈合流。

肝臟的機能由各種細胞分擔，但最重要的還是肝細胞，幾乎占全體的六〇%，每一kg的肝臟，約有十七萬個，而肝臟全體的肝細胞可以說是天文數字。

每一個肝細胞都和被稱為類洞的血管接觸，和血液進行繁忙的物質交換工作。說得更明白，是肝細胞浮在血液的海中。（圖十九）

但或許有人注意到出入肝臟的血管系有三種。肝臟以外的大部分（心、肺除外）器官，都只有動脈和靜脈二系列。

到底肝臟特有的門脈有何作用?從肝臟的門脈循序而下，就會到胃、腸、胰臟、脾臟，血液的流向是流往肝臟。

圖19　肝小葉

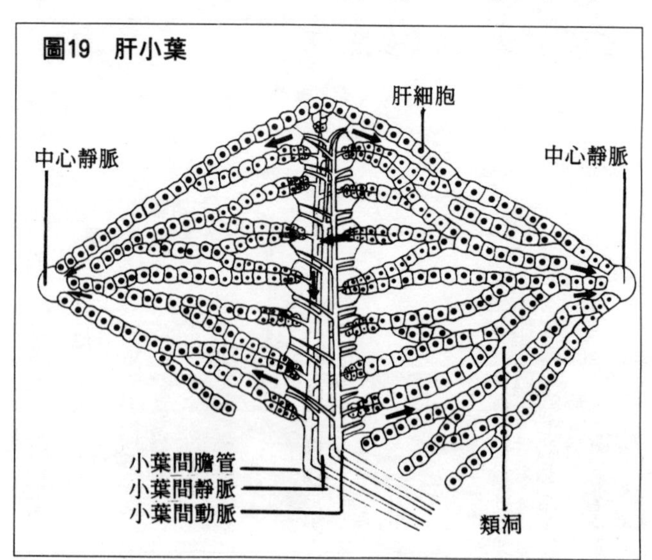

門脈主要任務是負責運送在胃、腸被肖化吸收的各種營養素，胰臟分泌重要的賀爾蒙，運送這些賀爾蒙到心臟也是門脈重要的工作。

肝動脈的血液在肝臟的骨組中的結合組織，或運送膽汁的膽管中，放下送來的酸素或營養素，最後和門脈血混合，一起流回肝靜脈。

每一分鐘從門脈流入一一〇〇ml、從肝動脈流入三五〇ml的血液到肝臟，兩者合計共是心臟送出血液的四分之一。

肝臟中保存的血液占全體的十～一四％，交通事故等外傷而致肝臟破裂，就會引起大出血。

肝臟的機能

肝臟所表現的機能多樣化，簡單的說，流到肝臟的豐富血液，一旦被貯存，其中必要的材料會進入肝細胞，然後做成各部位容易利用的形式，再分泌到血液中，另一部分則為預防萬一而貯存在肝細胞中。一方面，肝細胞也製造膽汁，然後分泌到十二指腸中，掌握這麼複雜機能的肝臟，可說是調節體內代謝的總司令。膽汁中也包含有小腸中淘汰的消化酵素，以及將排出體外的老廢物。

蛋白質、氨基酸

食物中的蛋白質被消化酵素分解後，變成氨基酸被吸收到達肝臟，在這裡變成新的蛋白質再送到全身去。肝臟一天所作出的蛋白質約五〇g，所以我們每天必須攝取相當於能製造出這個量的食物。

食物蛋白質攝取不夠時，就不得不以自體構成的蛋白質為材料，這就和章魚吃自己的腳補充營養的意思一樣。分解不需要的氨基酸也是肝臟的工作，此時所發生的阿摩尼亞是有毒物質（特別是對腦），所以會變成尿素，以安全的形態排出體外，阿摩尼亞在被分解中，也能做為能量被利用。

碳水化合物

米和麵包中含的多量碳水化合物，最後被分解為葡萄糖，成為能量被利用，多餘的葡萄則轉變為醣，貯存在肝臟中。

在緊急情況下，這種醣能變成葡萄糖，送到身體需要的部位，成為能量來源。這種調節需要很多賀爾蒙，胰臟所分泌的就是其中之一。

慢性肝炎或肝硬化患者中有較多的糖尿病患，和這點有很深關係。

脂　肪

肝臟也進行頻繁的脂肪代謝工作。碳水化合物中被利用為能量所剩餘的部分，在肝臟裡被變成中性脂肪，然後貯存在身體中的脂肪組織（在腹部最多）。

脂肪組織方面若飽和後，肝細胞中就會堆積脂肪，變成「脂肪肝」狀態。

相反地，脂肪也會變成能量被使用，此時脂肪中的脂肪酸被分解為能量。此外，膽固醇也是在肝臟中製造。

膽汁分泌

膽汁含有消化和吸收時，幫助動作的物質，而膽汁也是在肝臟內製造。膽汁中除了消化酵素外，也含有脂肪的消化吸收，或維他命A、D、E、K的吸收時必要的膽汁酸、膽固醇和磷脂質。

肝細胞所製造的膽汁暫時存放在膽囊中，每當吃東西時，膽囊就會收縮將膽汁送到十二指腸，這三者的比率若有變化，就容易出現膽結石。

激烈嘔吐時，黃色液體會從胃出來。這種黃色的液體是由膽汁中的色素而來，糞便的顏色也是由它著色。當某些原因（肝炎、膽結石等）發生，這種色素無法排泄到膽汁中，就會逆流到血液中，引起黃疸症狀。

解毒作用

治療用藥物的大部分在接受許多酵素作用後，就被排泄到尿和膽汁中。

患肝硬化時，這種解毒功能遭破壞，藥物作用會持續得比我們預測的更長。即使我們服用的是安全量，但也會漸漸屯積，不知不覺就達到中毒的量。

賀爾蒙也會受到肝臟作用而變成不活性型。

肝硬化時，女性賀爾蒙的量會變多，乳房膨脹到像女性一樣，腕或胸的毛細血管也容易出現蜘蛛網狀（蜘蛛狀血管腫），手掌變紅（手掌紅斑）也是這個原因。

第十一章 肝臟病的檢查

腹腔鏡檢查

腹腔鏡檢查是何種檢查？知道的人恐怕很少。首先是將消毒過的空氣送入腹部，讓腹部充分膨脹後，開一直徑一公分左右的洞，從此處插進腹腔鏡，觀察腹部中的肝臟、膽囊、脾臟等，檢查終了前實行肝生檢。

這種檢查可用肉眼觀察身體的內部，所以可以切實掌握肝臟病的狀態。不但可以發現只限於肝臟的一部分病變，被穿洞的部位也可用來做肝生檢。檢查總共需花費一小時，檢查完了時要將注入的空氣排除。檢查後的安靜恢復時間和肝生檢一樣要二十四小時。

肝生檢

這種檢查所使用的針比通長注射的針更長一點，用針採取肝臟組織作成標本，放在顯微鏡下觀察，這能知道肝臟的狀態。所用的針不同會有差異，但實際上穿刺所花的時間在〇・五秒到二秒左右，極短時間即可完成，而從皮膚痲醉開始到檢查結果也不過約一〇分鐘。

檢查前要先確定是否有出血傾向，用X光線、超音波檢查肝臟的位置，並先掌握大小。

檢查終了後，為了防止出血，必須保持二十四小時的床上靜養，認爲「比起肝生檢本身，其後的休養更辛苦」的人還不少。

採取血液的肝機能檢查，使用色素等的負荷檢查，使用X光線、同位素、超音波的影像學的檢查，雖然檢查的方式很多，但仍有許多無法理解的情況，還是需要做肝生檢。

大部分急性肝炎不做肝生檢，只有慢性肝炎、肝硬化、脂肪肝、酒精性肝炎等才是做肝生檢的對象。

腹部超音波斷層檢查

這種檢查在這幾年特別受歡迎，讀這本書的人，可能有很多曾實際做過這種檢查。最近成人健康檢查項目中，也列入超音波檢查。

這種檢查的原理非常簡單，將超音波由體外向體內照，反彈回來的東西處理成影像，在真像管上形成繪像，水的部分是黑色、骨是白色、內臟則介於黑~白之各有不同程度的濃度。

海上的驅逐艦發現潛水艇用的「琑吶」，實際所使用的就是用超音波的裝置。

「琑吶」是用聲音做判斷，這裡所舉的超音波斷層裝置只是把「聲音」變成「影像」，和「瑣吶」的原理完全相同，戰爭技術方面的科技也能做和平運用。

這種超音波沒有像X光線的副作用，也完全不痛，最大的優點是檢查時間很短（十五分鐘以內）。

超音波檢查的缺點是怕「空氣」，超音波遇到空氣能量會減弱，無法達到深處，靠近空氣的部分資訊會紊亂。

肝臟上方有横膈膜間隔，遮住含有大量的肺部，但肝臟腫瘍的部位如果在肝臟上方附近，也有可能會遺漏掉。

吃飯時吞下的空氣也會出現在胃和小腸中，膽管或胰臟就不容易看見，所以檢查儘可能在早上空腹時做。而且飯後的檢查中，膽囊會縮小，膽結石或膽囊的疾病就不易發現。

另一缺點是超音波一遇到骨的部分就會反射回來，後面就變成一片影子，什麼都看不到。幸好遮住肝臟的肋骨有空隙，利用這些空間就能照到想看的部分。

這種檢查能得到的資訊非常多，肝臟、膽囊之外，胰臟、脾臟、大動脈、大靜脈等血管，膽管、淋巴節等都能看見。

而且超音波一照馬上就會出現影像，當場就能讓患者知道診斷結果。

超音波斷層裝置搬運簡單，而聽診器從數萬元的到數百元的都有，機種也很多，其中以日本製性能較佳。

ＣＴ

ＣＴ是computed tomography的略稱，利用Ｘ光線照出身體的橫剖面搜尋病變，正確的稱呼應該是Ｘ光線ＣＴ。接受檢查的方法是平躺在台上，幾乎沒有痛苦。

ＣＴ的原理，是利用感應器捕捉住通過身體的Ｘ光線，再用電腦處理，做成橫切畫面。

ＣＴ操作中身體一動，畫面就會模糊，所以在做ＣＴ檢查中，必須數度停止呼吸。現在所使用的ＣＴ只要十秒左右不動就能做完，所有的人都能做ＣＴ檢查。

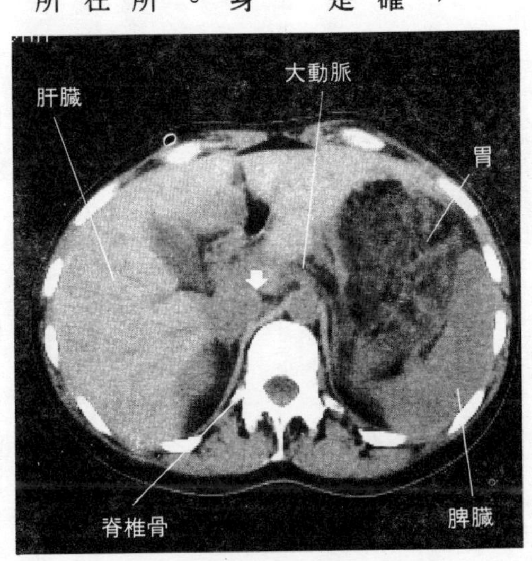

正常肝的CT（箭頭處是大靜脈）

畫面上有空氣的部位是黑色，骨的部分是白色，肝臟等器官在中間，這方面除發揮肝癌或胰臟的診斷威力外，大血管、淋巴節也看得清楚。直徑一公分以下的病變也能判別出來。

ＣＴ檢查的橫切畫面，可以在極短的間隔時間做成，但仍要計畫被爆量和檢查的時間，事實上看肝臟時只要十片的切片，就能仔細觀察到細部。

MRI

新技術運用到醫學上的成果是ＭＲＩ的發明。ＭＲ是magnetic resonance的簡稱，譯為「核磁氣共鳴」，身體置於強烈的磁場中，水元素的變化會出現畫像，如此就能找出病變。

這種裝置目前尚不普及，儀器仍在開發中，但不久後一定會廣被各醫院所裝置，使用這種裝置檢查的機會也會增加。

觀看腹部時也和Ｘ光線ＣＴ一樣，做成橫切畫面，檢查所需的時間較長，約一小時左右。

血管造影法

這種檢查方法是在血管中注射造影劑，連續拍攝照片，看造影劑的分佈狀態，就能辨明病變的場所和性質。

想看肝臟的血管時，大部分是從大腿內側的動脈穿刺，然後通入導管直達肝動脈，再注入造影劑。其後連續照像，造影劑會顯出動脈↓毛細血管↓靜脈行進的狀況。

這種檢查在確定肝臟有惡性腫瘍後，可以透過導管注射抗癌劑，因此，在有疑似肝臟腫瘍時，這是必須的檢查。

此外，預定做腹部的病變手術時，都要事先實施這種檢查。

放射性同位素檢查

使用放射性同位素做畫像檢查中，用在肝臟上最多。在經常集聚在肝臟的物質上，放上放射性同位素，這種放射素所放出的放射能從體外就能測出病變。

事實上，放射性同位素從手腕的靜脈注射入後，其後接受檢查的人只要躺在檢查台上，不會有任何痛苦。

這種放射性同位素的使用量極微少，對人體不會有危害。

不過這種檢查雖可以查出肝臟一部分的病變（惡性或良性的腫瘍、膿瘍、囊腫），但還不能查出病變的性質，和超音波或CT相比，小病變的檢查能力較薄弱。

但對於肝癌的形態，這種檢查則能發揮威力，所以將來仍可以使用在臨床上。

除此之外，這種檢查還能查出惡性腫瘍是否擴散到全身，也能觀察膽道或膽囊的狀態。

GOT、GPT

GOT、GPT這名詞，只要是對健康很關心的人應該都有聽過，這是肝機能檢查中最重要的一項。

GOT、GPT都是肝細胞中所含多種酵素的簡稱，不管任何原因，只要是肝細胞有損害，這二種酵素就會從肝細胞跑到血液中。

即使是健康的人，老化的肝細胞也會每天被損害，所以這二者的值不會呈現零的狀態，正常值應該都在三十單位以下。

ＧＰＴ只存在於身體內的肝細胞中，ＧＰＴ的值如果異常，肝臟就一定有異常狀況。

但是ＧＯＴ除了在肝臟外，也包含在肌肉、血球裡。如果ＧＯＴ的值比ＧＰＴ的值高出甚多，就表示肝臟以外的地方發生病變。

若只看肝臟部分，這二種酵素的值就可以讓我們了解很多情況，所以是非常重要的檢查。

γ—GTP

這種γ—ＧＴＰ檢查最近愈來愈流行，γ—ＧＴＰ和ＧＯＴ、ＧＰＴ一樣，都是肝細胞中酵素的簡稱。

特別是因喝酒過多所引起的肝臟損害，初期時的γ—ＧＴＰ值會異常，也就是說，對酒精性肝障礙最敏感的訊息就是γ—ＧＴＰ。

最近一些公司行號的健康檢查中，肝機能檢查也常被納入，而異常頻率出現最高的就是γ—ＧＴＰ。工作的人飲酒的機會也多，所以容易因此而引起肝臟的疾病。

此外γ—ＧＴＰ異常時，也有可能是因營養攝取過多而引起的脂肪肝，肝臟的惡性腫瘍，膽道的疾病等。

鹼性磷酸值

這也是肝機能檢查的重要項目，在肝臟中是存在肝細胞膜的酵素，此外，骨骼、胎盤、小腸中也有。

成長中小孩子的骨骼中，孕婦的胎盤裡，都有這種酵素會流到血液中而超過正常值，對他們而言是生理性的上昇情況，不必耽心。

O血型和B血型的人，小腸也會大量分泌變成異常值，這是體質的關係，不必太過操心。

至於肝臟病時，膽汁的流動有某種損害時會變異常值。有惡性腫瘍時膽管被壓迫，膽石擠在膽管中阻塞膽汁的流動等情形下，都會顯出異常值。

惡性腫瘍轉移到骨骼上，骨骼中的酵素流到血液中，也會造成異常的高值。

這種酵素值異常時，並不表示就有肝臟病，必須綜合其他的檢查項目，找出異常值的原因。

膽紅素

血漿（血液的液體成分）中所含的黃色色素。這種色素異常增加狀態就是黃疸。這種色素原本存在於紅血球中，在骨髓內所製造的紅血球進入血管後，約經過一二〇天就在脾臟被破壞，從其中色素就分解出來。

這變化過的色素，最後在肝細胞中被處理，大部分進入膽汁中，最後在腸裡被排泄掉，正常的情況下，血漿中只存在微量而已。

黃疸是因為紅血球的破壞異常地高，肝細胞來不及處理這些變化的色素所引起的（溶血性黃疸），另一種情形是紅血球的破壞速度雖正常，肝細胞的處理能力下降（肝細胞黃疸），或是這些色素無法排到膽汁中（閉塞性黃疸），都會出現黃疸現象。

ＩＣＧ

每一kg體重〇・五mg的綠色色素注射入靜脈內，十五分鐘後採取血液，從血液中殘留的色素量就能知道肝細胞的機能。

若是正常的肝臟，注射進入的色素會被肝細胞快速吃掉，經過十五分鐘，血液中注射進入的色素只剩下一〇%以下。

因此，檢查結果，數字愈高表示肝臟的機能受到愈強的損害。

慢性的肝臟病時，特別是慢性肝炎發展成肝硬化中，這數字會逐漸升高，這種檢查每年做一～二次即可。

第十二章 女性特有的肝臟病

孕婦特有的肝臟病

孕婦通常為了怕帶給嬰兒不良影響，都會遵守禁酒的規定，所以首先孕婦就不會得酒精性肝臟病。但因肝炎病毒目前仍在蔓延中，所以孕婦和一般人一樣，患肝臟病的第一原因都是肝炎病毒。

其中A型肝炎最近並沒有大流行，只有在冬天到春天這段期間零星發生，妊娠中感染A型肝炎的病例極少，且孕婦比一般人更注意飲食，所以更不易感染。

但是，B型肝炎帶原者仍占全人口的一%左右，所以在懷孕中，罹患和B型肝炎病毒有關的肝臟病的機會並不少。

再加上非A非B型肝炎，如果在妊娠中有任何肝損害發生，首先就會被懷疑和病毒有關。

病毒肝炎並不限於懷孕中的人，也見於一般人，所以這一章只講述孕婦特有的肝臟病。

肝纖維症

肝纖維症主要發生在中年婦女身上，目前原因尚不明。

脾臟腫脹，從外表就摸得出來，血小板減少、小腿容易出現紅斑等，診斷的根據很多。

這裡所舉的症狀和肝硬化的症狀相似。肝臟中纖維堆積變硬，通過肝臟流回心臟的血液不易流通，血液回繞到別處就會出現這些症狀。

此外，食道靜脈瘤破裂引起大出血的人，一開始這患有這種病的也不少。

原發性膽汁性肝硬化

原發性膽汁性肝硬化首先會出現發癢症狀，然後不久（也有可能數年）出現黃疸，是原因不明的疑難症。

不可思議的是這種病只發生在女性身上，而且中年以後才發作是它的特徵。

近來女性接受成人健康檢查的機會增多，在症狀還沒發現前的階段，就發現的例子也很多。

這種情形，會去診斷的原因是「血清鹼性磷酸值過高」，根據血液檢查下診斷的證據是「抗線粒體抗原」的存在。這種病膽固醇或其他脂肪容易異常增加，結果在眼瞼上製造黃色的斑點（稱黃色腫）。發癢的原因是異常增加的膽汁酸刺激末梢神經。

到目前為止還沒有有效的治療方法，雖然曾做過全國性的臨床治療實驗，已知人的膽汁中含有成分之一的酸素物質，對這種疾病的治療可能有效。

病例㉛ 急性妊娠脂肪肝

T太太 30歲 女性

懷了第二個孩子的T太太，在懷孕進入第十六週（五個月）時，發現肚子比懷第一個時大，隔次的檢查時告訴主治大夫，當天就做超音波檢查，結果是雙胞胎。

直到第二十七週（七個月）的檢查，發現有尿蛋白，二週後，一到下午腳就浮腫，用拇指一按就陷下去。

懷孕第二十九週（八個月）的檢查日，主治大夫告訴T太太「有妊娠中毒症，所以要注意控制鹽分的攝取」，從那時候開始，T太太常覺得非常口渴。

進入懷孕第三十七週，肚臍上方出現劇烈疼痛且久久不消，只好急忙去看醫生。主治大夫一看T太太的眼睛就說：「有點黃疸，為安全起見最好住院。」

隔天血液檢查的結果出來，果然是「肝臟有損害」。肝臟超音波的檢查結果，疑似脂肪肝，再繼續做CT檢查後，證實是「脂肪肝」。

T太太的病是「急性妊娠脂肪肝」，相當可怕的病，至於如何可怕呢？如果這樣繼續懷孕下去，不久黃疸會變強，引起意識損害或抽筋，生產時會大量出血，對母親和嬰兒都危險。

近來如果診斷發現是「急性妊娠脂肪肝」，就會利用剖腹生產，誘發陣痛以加速脫離妊娠狀態，因此，死亡率大為減低，七～八年以前母子的死亡率高達八〇％以上。

這種病的病因尚不明，以目前為止的經驗來看，多發生在雙胞胎孕婦身上，而且都會先有妊娠中毒症狀出現。

因此，如果喉嚨異常口渴，且上腹部疼痛，就有必要懷疑是否患有此病。

幸好這種疾病發生的頻率並不普遍，所以懷孕的婦女不必太過驚慌。

懷孕後期時，變大的子宮會壓迫到膀胱和尿道，容易引起腎盂炎，這種病的治療一大量使用抗生素的四環素，就會陷入和「急性妊娠脂肪肝」極相似的病狀。因此，妊娠中嚴禁使用四環素。

病例㉜ 妊娠性膽汁滯症　　　　Q太太　28歲　女性

二十八歲的Q太太，結婚第二年終於如願地懷孕，懷孕的過程也很順利。

但在懷孕第三十四週開始，身體開始發癢，特別是入夜後，一躺在床上就奇癢難忍，為此幾乎失眠。

在忍耐了約一週後，Q太太終於去找產科醫生，發現是黃疸後，醫生建議Q太太到附近的綜合醫院住院治療。

住院後的診察發現胎兒的心跳沒有異常，Q太太自己也覺得皮膚癢、白眼球略帶黃色外，沒有其他問題。

隔天的血液檢查結果，血清總黃色色素值是五・〇mg／dl（正常一・〇以下），GOT、GPT有極輕度的異常。再接受超音波檢查，也不是閉鎖性黃疸，主治大夫說：「只有繼續住院再觀察看看。」

之後Q太太在懷孕第四〇週順利產下三一〇〇g的男嬰，新生兒黃疸症的程度也很平常。

Q太太在生產後，相當強烈的發癢就忽然不見了，黃疸幾乎同時也消失。

Q太太的病是「妊娠膽汁滯」，相當稀少的疾病，特徵是妊娠後半期會出現黃疸和發癢。

而且這種病症，每次懷孕就會重複出現，在北歐和南美出現率較高，在當地是比較被熟悉的病。

母親方面，生產後發癢和黃疸的症狀就會消失，但小孩的死亡率就高一點。

病例㉝　肝腫瘤　　S小姐　26歲　女性

肝臟也有許多種艮性腫瘤。

腫瘤形成後，並不會有症狀出現，所以很難發現。偶爾因某種原因照超音波時，才突然發現。

但是，像S小姐這樣腫瘤破裂而大出血的情形也有，所以不可輕忽。

S小姐從來沒生過大病，直到某天，沒有任何徵兆突然肚子痛，噁心想吐，心臟跳動加速。

周圍的人看她「臉色鐵青」，急忙叫救護車送到醫院。接受緊急檢查發現她的腹部內出血，必須馬上動手術，手術中才知道出血源是肝臟，原因是腫瘤破裂。

幸好及時搶救，撿回了一命，S小姐也順利地恢復。出院前幾天，主治大夫問她是否常用口服避孕藥，S小姐嚇了一跳，因為她瞞著家人，二年前開始就暗中服避孕藥。

至於主治醫師為何會問她是否服避孕藥，是因為一般常用避孕藥的人常會有腫瘤出現。

病例㉞ 肝纖維症　　　　**F太太　48歲　女性**

F太太五年前開始患有關節風濕症。手指的關節特別疼痛，因為腫脹得太厲害，所以附近的診所開給她許多消炎藥。

四～五天前開始，肚子餓時，心窩附近就痛，吃一點東西就稍微好點，如此反覆，直到忽然覺得噁心想吐，冒冷汗、嘔吐時，鮮紅的血吐滿洗臉盆，只好送到急診處去。

接受緊急內視鏡檢查後，醫生說明：「出血的原因是胃潰瘍，但也發現食道靜脈瘤，可能是肝硬化。」

F太太非常驚訝，因為附近診所的醫生非常謹慎，幾乎二～三個月就會替他做肝機能的血液檢查，也沒說過他的肝臟有任何惡化情形。

住院檢查的結果，F太太的肝臟確實有病症，但不是肝硬化，而是肝纖維症的狀態。肝纖維症和肝硬化一樣，都是肝臟變硬的疾病，不過經過情形比肝硬化好。這是因為肝臟內並沒有炎症，肝細胞的機能保持得幾乎和正常人一樣好。只要適當地處置食道靜脈瘤，同時切除脾臟，就能活得長久。

病例㉟　原發性膽汁性肝硬化

K太太　50歲　主婦

主婦K太太某天早上起床時，發現身上有許多抓傷痕跡，覺得有點擔心。覺得不可思議的K太太，和丈夫討論之後才知道，自己在晚上睡覺時會不斷地抓癢，聽丈夫這麼一說，她才想起自己在擦汗時，會強烈地感到癢。

很久不見的朋友看到他，說她眼睛有黃色的斑點，她開始耽心，只好到內科醫院檢查，發現肝機能有異常，被建議到大醫院做更精密的檢查。

在被介紹的大醫院中，接受腹腔鏡檢查，並同時做肝生檢，結果是原發性膽汁性肝硬化。

第十三章 小孩子的肝臟病

小兒特有的肝臟病

初生的乳兒期到小兒期、青春期，每個時期都有它特有的肝臟病，因天生的代謝異常而產生的，因傳染性而產生的，更有惡性腫瘍。

新生兒生理性黃疸

嬰兒在誕生的瞬間，他的父母自不用說，連周遭的人都會為這偉大的傑作所感動。聽到小孩的第一聲哭聲，母親才能安心，再來就是辨認孩子的性別。

出生時的話題是五官長得如何？像誰？將來會變美人（英俊）等，主要是一些細微的事，其實這才是育子辛苦的開始。

親戚、朋友的連絡結束後，也恢復了生產時的疲勞，第三天，敏感的母親可能會發現「怎麼小孩的白眼球變黃了？」

這是出生後嬰兒都會有的情況，並不是疾病，但是也有個別差異，有的用肉眼觀察不出來。身體上不只白眼球，全身的皮膚都變黃，多少會令人吃驚。

剛出生的嬰兒，體內紅血球的壽命只有成人的一半，所以每天受損的紅血球量很多，其中稱為肝紅素的黃色色素在血液中愈來愈多。

此外，嬰兒的血液中，也會有許多其他部位運送來的肝紅素。

肝紅素被肝細胞吸收、處理，變成無害物質，剛出生的嬰兒這種能力都極弱，肝紅素一直殘留在血液中，就是黃疸。

這種黃疸稱為新生兒生理黃疸（不是疾病黃疸），出生二～三日會出現，肝臟的力量開始後，第七～十日就會消失。因此當嬰兒出院時，黃疸都已經不明顯，如果是大家用肉眼就清楚看得見的黃疸，就有治療的必要，繼續增加的話，可能就會損及腦部。

治療法中最普遍的是光療法。二十四小時用光照射嬰兒全身（眼部要保護不能受到光的照射），大部分的小孩照射一次就足夠，治療後一天，要再確認黃疸不再變強，然後就可以出院。

這種新生兒生理性黃疸在住院時，醫生都會充分說明，雙親可以不必擔心。

近來，可以從嬰兒腳部抽取血液，注意監看肝紅素的量，然後決定開始治療的時機。

新生兒肝炎

新生兒肝炎是指生產後一個月內發病，有黃疸，小孩很有精神，食慾也旺盛的疾病。乳兒發生的黃疸，往往讓人聯想到重病，幸好這種病症狀很輕，不會慢性化的比例高。但是，其中也有發展成肝機能不健全，惡化成肝硬化就夭折的例子。

大多數在乳兒期引起黃疸的病，都是先天性（畸形、代謝異常等）治療都很困難。因此，最後只好指望肝臟移植的雙親也愈來愈多。

天生的肝臟病

威爾遜病

這種病的發病期分佈於四～六歲間，但也有許多是在小兒～青春期發病。因為一種處理銅的物質極端稀少，銅異常地堆積在身體中，就會出現許多症狀。

在十歲以下的小兒期發病，肝臟的症狀較強，十歲以上則是因腦異常的神經症狀比前面出現較多。

此外，眼睛的角膜可以看到綠色，青綠色～灰褐色的輪狀銅沈澱輪，也會引起腎臟的損害。肝臟的異常都是因肝硬化而起，有時強烈的肝臟損害，甚至引起猝死。

雖說是天生的疾病也不必過於悲觀，有一種特效藥可以將銅完全排出體外，保持良好的狀態。

傳染性的肝臟病

B型肝炎

小孩子的B型肝炎帶原的感染源，幾乎都是血液中含有大量B型肝炎病毒（HBe抗原陽性）的母親。但小兒期肝炎的活動性不強，大多是在青春期時才發病。

不久前開始，孕婦在懷孕初期都要徹底檢查有無HBs抗原。

ＨＢｓ抗原若是陽性，要再檢查ＨＢｅ抗原，ＨＢｅ抗原陽性的母親所生的嬰兒，出生後一定要遵從一定程序，接種特殊的Ｂ型肝炎疫苗。這樣就能預防母親傳給兒子的九五％感染率。

父親也會傳染給兒子

Ｂ型肝炎病毒也會由父親傳染給兒子，乳幼兒時期和小孩子的接觸密切，感染機會自然增高。

Ｎ先生的長男後來雖定期地接受血液檢查，ＧＯＴ、ＧＰＴ卻沒有多大變動，ＨＢｅ抗原仍持續陽性。主治醫師建議說：「在學校可以和其他同學一樣，但如果ＧＯＴ、ＧＰＴ再增高時，最好不要上體育課，強調安靜休養的重要」「在二〇歲以前由陽性變陰性的比率很高，不必太過悲觀」、「雖然肝炎可以完全好，在變化時期肝炎也可能一時惡化」。

雷氏症候群

雷氏症候群發病後一週內病況會逐漸惡化，死亡率相當高，現在原因還不知道。

發燒、痙攣、嘔吐三種症狀是這種疾病的特徵，意識損害會對周圍沒感覺、昏睡的地步，各種情況都有。

這種疾病發生的年齡層從乳兒期到二十歲都是，病理上來講是腦浮腫、以及肝臟等多種器官上脂肪堆積，是現代的難病之一。

雷氏症候群的原因還不知道，最近解熱劑的acetyl抑酸系藥劑被議論可能和此種病有關，因此用在流行感冒和水痘的退燒藥，現在避免使用acetyl抑酸系的藥劑。

由於acetyl抑酸系退燒藥在街上藥房所賣的綜合感冒藥多有含量，尤以患感冒時，最好請小兒科的醫師開處方。

肝芽腫

肝芽腫是三歲以下的小兒特有的肝臟惡性腫瘤。小孩子的腹部膨脹、異常不舒服，呼吸不順暢，大多被診斷為這種病。

和大人的肝癌一樣，ＡＦＰ的值如果呈陽性，更有助於診斷，在尚未移轉前及早發現，切除腫瘤後就能完全治好。

有孩子的人最好常注意小孩子腹部的形狀，柔軟地撫摸，檢查是否有肉瘤。吃完後胃部脹滿，若用手從下方壓住，會使食物回吐，要注意。

病例㊱　新生兒肝炎　　K小弟　○歲　男性

新生兒黃疸輕鬆地結束，產後一週K小弟就出院，隨母親一起回家。

K小弟食慾良好，母乳吃得很多，健康活潑，但過了產後第三週，尿布上的顏色變濃，大便的顏色反而變淡成為淡黃色，母親雖有察覺，但因小孩食慾依然旺盛、也很健康，所以沒想到是疾病。

但一個月的複診時，醫生說「有黃疸，請趕快住院」，母親眼前一片黑暗。

住院後的檢查結果是新生兒肝炎，幸好屬於輕微症狀，二個月就完全治好。

病例㊲　威爾遜病　　I小弟　12歲　男性

I小弟不久前開始變得不會說話，特別是發音發不出來。

I小弟原本就不擅於運動，最近動作變得緩慢，正常母親感到奇怪時，I小弟的肚子變大，黃疸也出現，來到醫院求診。

住院檢查的結果，腦和肝臟都有損害，血液中處理銅的物質極端減少，I小弟是威爾遜病。這是一種天生的疾病，金屬銅如果屯積在腦中，毒素引起損害。

病例㊳　小兒的B型慢性肝炎　N先生　38歲　男性

N先生長年受痔所苦，最近排便後的出血增多，爬樓梯時會喘，在附近診所檢查結果是「強烈貧血，痔也在惡化，最好動手術」，一週後N先生就住院。

入院時的一般檢查發現HBs抗原陽性，手術結果安全出院後，被介紹到國立醫院接受肝臟專科治療。

在醫院醫師忠告他：「HBs抗原陽性，且HBe抗原也是陽性，N先生血液的感染力很強，最好全家人都接受血液檢查。」

立刻做檢查後，十歲的長男和N先生一樣，HBs抗原、HBe抗原都是陽性，GOT、GPT是正常值的二～三倍，證實有慢性肝炎，幸好太太和次男沒有受感染的徵候。

病例㊴ 雷氏症候群

W妹妹 7歲 女性

W妹妹出生到現在，沒生過什麼大病。

忽然有一天喉嚨痛、流鼻血，以為是感冒了，但因為沒發燒，所以依舊去上學。

兩天後，一早起來臉色異常的紅，一測體溫竟高達三十九•二度，於是請假在家休息。中午時，出現幾次嘔吐，開始急速抽筋，喪失意識。

母親緊張地趕快叫救護車，送到附近的醫院，做緊急的檢查，血清GOT、GPT、LDH、CPK的值都異常地高，沒有黃疸，用肝臟的超音波斷層檢查發現有脂肪肝。

主治大夫說：「雷氏症候群的可能性強」，送到相關的綜合醫院後，進入集中治療室接受充分的治療，終於保住一條命。

第十四章 藥物和其他因素引起的肝臟病

藥物性的肝損害

因使用治病的藥物而引起肝臟損害的情形有二種。

其中一種是藥物本身，或者是藥物進入肝臟後，在肝臟內變化而產生的代謝物，此代謝物直接對肝臟發揮毒性。

根據目前為止的研究，這種藥物的危險性已充分被掌握，甚至已經被禁止販賣，也不再使用在醫療上。

另一種情形是過敏所引起。即使對大多數人都無礙的藥物，也會對某些特定的人引起肝臟損害，如果不實際吃看看，也不知道是否會引起損害，所以相當麻煩。

過敏原因的藥，理論上並非全部，但目前為止所知的對肝臟造成傷害的有抗生物質、全身麻醉藥、解熱、鎮痛劑（感冒藥、止痛藥）、精神科所使用的藥、抗結核劑、降血壓劑、心律不整治療劑、甲狀腺治療藥。

這些藥使用的機會相當多，可見引起肝臟損害的可能性也高，然而實際上，數萬人中才有一人會發病。一種新的藥物從開始吃到引起肝臟損害的期間，以四週的情形最多，所以在變更藥物時，在吃新處方的一～二個月間，要特別注意身體的情況。

如有奇怪的發燒、發癢、發疹等要注意，最好立刻和主治醫師商量。

常用避孕藥要注意

年輕女性才有的藥物影響肝臟損害的是口服避孕藥，在日本不准販賣以避孕為目的的藥，但實際上，以生理不順為名目，一些婦產科也開這種處方。

避孕藥的成分是女性賀爾蒙劑，若長期連續使用，雖然它原本就是女性體內的東西，也會引起不適。

其中之一是栓血症，有時甚至會因此喪命。

另一種是對肝臟的損害，它和肝臟的良性腫瘍發生有很深的關係，對特異體質的人會引起黃疸。

至於黃疸，國人帶有這種體質的人不少，肝臟的良性腫瘍若是破裂，會引起大出血，須注意。若是經常要使用避孕藥，最好和醫師商量後再服用。

已知是「肝臟毒」的物質

藥或化學物質，在天然存在的事物中，都是對肝臟有毒的物質。若只是微量，不會有傷害，但一旦量增加，就確實會造成傷害，必須小心使用。

即使在天然物之中，也有對肝臟有害的物質。秋天在山上採蘑菇時，必須非常注意。現在雖已沒有以前那麼危險，但長期貯存的米中如果長出霉，「變黃米」正是肝臟毒的證明。

多發性肝囊胞

多發性肝囊胞是天生的病，不過和癌不同，非惡性的細胞。當肝臟中各處積水的袋（囊胞）形成，長年累月後，每個都會逐漸變大，肝臟整體就會腫大。

通常不管他也無礙，但當囊胞內部變大，突出於腹部時，會壓迫到周圍的內臟，因此症狀跟著出來。當壓迫到一部分膽管，會損害到膽汁的流動，而引起黃疸，如果變得太大，突出腹部，當強力撞打腹部時，可能會破裂。

像這種情形，以前都用手術治療，最近以超音波找問題的囊胞，然後用細針刺穿，儘可能將其中的液體清除，這次則用注射酒精的方式，破壞囊胞後就大功告成。

如此一來，患者的負擔心輕多了。

患有多發性肝囊胞的人，大部分腎臟裡也有許多囊胞（囊胞腎），因此腎臟也有做超波音波檢查的必要。有囊胞腎的人，長時間下來，腎臟機能會漸漸衰退。

而且，這種肝臟或腎臟中有許多囊胞的人，比其他的人更容易患腦動脈瘤，必須十分注意。最近因接受腹部超音波斷層檢查的機會增多，一～二個小囊胞都很容易看見。

當肝臟中形成某些東西，總會有人擔心是否是癌症，但這種東西並不會變大，不管他也不會有大礙。

如果還是不放心的話，只要每年做一次超音波檢查，確認它沒有變大即可。

脂肪肝

脂肪肝的原因是飲酒過量，當肝臟被破壞後容易出現的狀態（酒精性脂肪肝），但完全不喝酒的人也會患脂肪肝。營養攝取過剩，也就是「肥胖」狀態的人最常見（過營養性脂肪肝）。營養攝取過多的狀態下，過多的食物熱量以脂肪的形態貯存起來，脂肪組織變飽滿，肝細胞也開始貯存。

肝細胞中，脂肪會集中在大形的袋子中，而把小器官排擠到一旁去。這樣一來，全體的代謝平衡會失調，就容易併發糖尿病、痛風、心臟病等成人病。

糖尿病和脂肪肝

糖尿病容易合併脂肪肝是大家都知道的。糖尿病本身會引起脂肪肝的可能性是無法否定，但糖尿病人中，肥胖傾向的人較易得脂肪肝，可見脂肪肝的發生，和營養攝取過剩較有關係。

糖尿病是因體內的胰島素不足，全身的代謝失調，若再加上脂肪肝狀態，失調的情形會更嚴重，可以說是重病。

患有糖尿病的人，也有脂肪肝的話，要認真地採用食物治療法。

圖20　飲食和肥胖者的比例

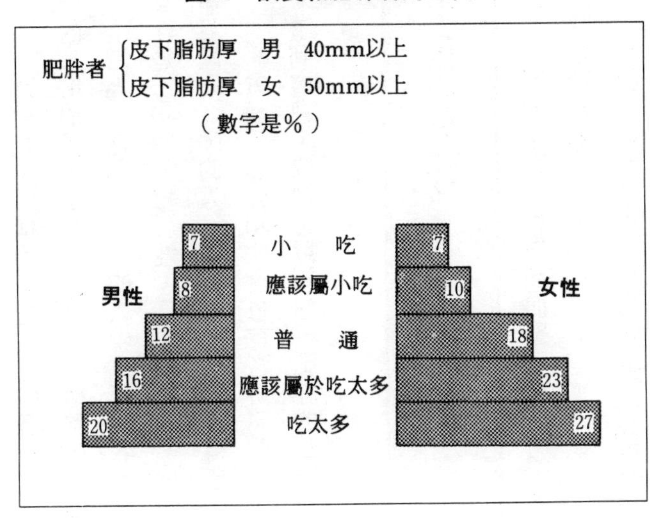

過胖是健康的紅燈

關於過胖的危險性，在此以數字來說明。如果維持標準體重人的死亡率是一〇〇的話，肥胖度每增為一〇、二〇、三〇、四〇％，死亡率則以一二〇、一二五、一四五、一七〇％飛快地躍升。

過胖的的人也容易引起高血壓症、糖尿病、動脈硬化、高脂血症、痛風等成人病中的冠、亞軍級疾病。

一九八七年一月日本厚生省所發表的國民營養調查結果，回答平常運動不足的人，男性占五一％，女性占六一％，都超過半數。

一九七九年同樣的調查中，各是四六％與五五％，六年間增加了五～六％，可見工作忙碌的人增加了，也有可能是為維持健康，而認為運動重要的人愈來愈多。

認為「運動不足」的人中，肥胖者（肥胖的判定程度參照圖）的比例，男性是十六％，女性是二〇％，相反地，不認為運動不足的人中，男性有一〇％，女性有十五％是肥胖者。可見關心運動的人，平常就特別重視健康，因此肥胖者的比例較少。

一方面，過胖和飲食也有密切關係，如圖所示回答「吃很多」的人，肥胖者的比例很高。讀到這裡，我們可以明白，肥胖的預防和治療的重點是多運動、和戒吃過多，兩者都不可欠缺。

小孩的過胖

過胖的小孩也會患高血壓、糖尿病、高脂血症等成人病，而且近來愈多，因此若有異常過胖須積極地治療。

小孩子的過胖也是食物熱量攝取和消費平衡有攝取過剩的傾向，堆積的脂肪也是中性脂肪和大人一樣。但是小孩子的過胖，也有幾種小孩子特有的問題。

首先是遺傳的因素，也就是肥胖兒的雙親或兄弟中，肥胖者較多，身體的脂肪形也相似。其次，環境也是重要因素。特別是生活在都市中的小孩，運動不足，糖果吃得太多，受考試壓力大而養成的飲食習慣都是原因。

乳兒期和青春期時，脂肪細胞會增加，這時期如果吃太多而造成的脂肪細胞增加，以後一輩子都會如此。

發育期中的小孩，肥胖度比身高更容易改善，但實際上光遵照減食的指示仍不夠，引起過胖的心理，環境因素也很重要。

病例㊵　藥物性肝損害　　T小姐　28歲　女性

T小姐服務於某家銀行，最近身體疲倦、發熱、溫汗等症狀出現。在公司的醫務所接受胸部X光檢查，血液檢查，發現右肺上方有病跡，且血沈的值亢進，懷疑可能是結核菌。

再檢查痰的結果證明有結核菌，因此開始服用三種類的抗結核劑。

開始吃藥二個月左右，全身發癢，皮膚也出疹，且有輕微黃疸，附近內科的醫生建議她住院。

住院的檢查證明是「抗結核菌引起的藥物性肝炎」，因此變更抗結核劑的種類，在確定新藥的安全性後才辦出院。T小姐引起藥物性肝炎原因的藥是三種抗結核菌中的INH，淋巴球培養試驗結果清楚。

病例㊶　藥物性肝損害　Y女士　56歲　女性

Y女士平時身體強健，最近因肩膀到頸部酸痛而去看醫生，量血壓時發現高達一八〇～一〇二㎜Hg，於是開了二種藥，並且每週要測量二次血壓。

以後血壓逐漸下降，肩膀也不再酸痛，正在高興時，服藥開始後約二個月，尿液變濃，白眼球部分變黃，於是附近的診所建議她住院。

住院後因絕對安靜，血壓下降，中止服用內服藥後，黃疸消失，約一個月後出院。

但因出院後血壓又再度升高，於是又開住院前吃的降血壓藥，這次才經過一週，黃疸又出現。Y女士的情況是降血壓劑和身體不合，引起過敏，導致肝臟的損害。

病例㊷　肝臟毒

Ｏ先生　20歲　男性
Ｅ先生　20歲　男性

大學生的Ｏ同學和Ｅ同學在考完試後，也想輕鬆一下，相約在宿舍飲酒開懷，而且喝得大醉，當Ｏ同學去廁所時，發現酒已喝光的Ｅ同學到處找酒，在書架上看到一瓶開過的威士忌，高興得拿下來加水和冰塊一飲而盡，雖然Ｅ同學覺得「味道好像有點怪」，但已喝得大醉的他也不在意，直到Ｏ同學上完廁所回來，一見嚇一大跳，那瓶威士忌是為了做報告而裝了洗潔劑做實驗用的。

Ｅ同學不久開始頭痛、目眩、嘔吐，緊急送到急診室洗胃等做適當處置，但二天後，ＧＯＴ、ＧＰＴ值上升，出現黃疸。

其後觀察的結果，Ｅ同學的黃疸是因報告用洗潔劑中的四鹽化碳素物質所引起。

這種四鹽化碳素用於動物肝損害實驗，當然對人體也有毒害，如果進入體內過多，會導致死亡，因為是相當危險的物質，所以並不做於一般使用，但也含於一部分的洗劑中，所以也要注意。

病例㊸ 肝囊胞 M先生 45歲 男性

某天，M先生洗完澡從浴室出來，站在鏡子前自我欣賞時，發現腹部上方有些凸出的部分，比周圍部分硬，M先生很擔心是癌。

隔天一大早，M先生馬上到附近的綜合醫院去，他到目前為止並未生過大病，且也沒感到腹痛過。

診察的結果，「肝臟腫大，最好用腹部超音波斷層掃描再檢查」，數日後檢查結果出來，證實是「多發性肝囊胞和囊胞腎」。

病例㊹ 過營養性脂肪肝的實例 S先生 33歲 男性

商社社員的S先生結婚五年，有二個小孩。應酬喝酒的機會一週頂多一～二次，也不抽煙。因為每天工作很忙，傍晚時會先吃點心，回家再吃太太做的晚餐，吃宵夜的時間是十～十二點。

偶爾出差時也一樣，工作異常忙碌，直到最近老覺得疲倦，而且覺得右上腹肝臟的部位很重，因而擔心不已。

公司的醫務室醫生告訴他「有點過胖，可是脂肪肝，最好接受血液檢查」，一週後S先生前去聽取結果，果然肝機能有少許異常，最好用超音波檢查肝臟的狀態。

當天早上S先生沒吃早餐就到公司去，檢查結果是「肝細胞中堆積相當多的脂肪」，而被要求減肥。

S先生體格不錯，身高一七二cm，體重八四kg，一三〇%的肥胖度（計算方法是〔體重〕÷〔（身高－一〇〇）×〇・九〕×一〇〇），減肥的目標是標準體重的一〇%（S先生的情形是七一kg）。

至於飲食生活，早飯一定要吃，夜晚九點以後的進食儘量避免，不得已時也儘量不要吃含高脂肪、高熱量的食物。

S先生立刻和太太商量改善飲食生活，然後參加運動俱樂部，每週二次讓自己流一小時的汗。半年後體重變成七五kg，血液檢查也進入正常值，距離目標七一kg只是時間的問題。

病例㊺　脂肪肝

O小姐　30歲　女性

O小姐收到公司的健康檢查通知，也就是三〇歲的檢查，內容是心電圖檢查和血液檢查。診察時，血壓是一五〇／一〇四㎜Hg稍高，主治醫師建議她限制食鹽的食用和控制體重。

O小姐身高一六八㎝，二〇歲時六二kg，大學畢業時變成六九kg，其後一直增加，現在已經八八kg。

O小姐酒量很好，因為公司營業的關係，每天晚上至少喝三分之一瓶的威士忌。

檢查後二週，結果送到，一打開看「疑似脂肪肝及心肥大，儘早來公司醫務室與醫生會談」，看到這種內容的報告書，O小姐急忙到醫務室去。

肝機能檢查指數，GOT一六〇單位，GPT八二單位，γ—GTP二五五單位，中性脂肪四二一㎎／dl都異常，空腹時的血糖值一一七㎎／dl。

主治醫生說脂肪肝的原因可能是營養攝取過多和飲酒過度，最好再做腹部超音波檢查，翌日的檢查，果然肝臟整個腫大，多量脂肪堆積，是脂肪肝不錯。

O小姐的情形，營養過剩和酒精過剩攝取是脂肪肝的原因，其實現在大部分的脂肪肝，其因都是肥胖和喝酒。

這二種原因何者較強呢?其實很難分別，不過肝機能檢查中的GOT、GPT，多少可以估計到某種程度。

意即，GOT小於GPT是肥胖型，GOT大於GPT是喝酒型。

因此，O小姐的情形，雖然她也相當肥胖度，但飲酒過度對脂肪肝的作用應更多。

O小姐空腹血糖值變高，可能有初期糖尿病，也可能有高血壓，心肥大，如果放任不管，將來可能會併成危害生命的重大傷害。因喝酒過多而引起的脂肪肝，往往容易惡化成肝硬化，所以即使只是脂肪肝也不能大意。

病例㊻　糖尿病和脂肪肝　　N先生　46歲　男性

N先生為長年的糖尿病，一直在某家綜合醫院門診。

因為他是胰島素非依存性形的人，所以沒有注射胰島素的必要，只靠飲食療法減輕體重。

但是，因距目標尚遠，超過標準體重二〇%，所以開二錠內服降血壓劑。

有時，除了血壓檢查外，N先生也做血液檢查，有一次，醫生說：「肝機能出現異常，最好去肝臟專科看一次」，於是他來到肝臟科門診。

結果GOT、GPT、γ—GTP都輕度上升，可能有脂肪肝，要再做腹部超音波斷層掃描。隔天他沒吃飯就到醫院去接受檢查，果然肝臟有點腫大，肝臟內部的掃描影像比正常者白，診斷證實是脂肪肝。

第十五章 膽囊的疾病

膽囊的功能和疾病

膽是附著於肝臟的中央背面袋狀物體，形狀像梨子。

膽的主要功能是貯存肝細胞所製造的膽汁，在內部濃縮，讓進入小腸的食物容易消化，適時地將膽汁送入小腸裡。膽汁中含有多種的消化酵素。

膽囊的位置和肝臟相接，從機能面來看也和肝臟有很深的關係，所以當出現疾病症狀時，多半和肝臟病有關。

膽的疾病中，最普遍的是膽結石，當膽結石形成，膽囊炎、膽管炎、胰炎等，也容易相繼出現，其他還要知道的疾病是膽囊腫疱和膽囊癌。

膽結石

「我患有膽結石，聽說有一種不必動手術就能治癒的方法，是真的嗎?」前幾天，有一個病患如此問我。

的確，不用動手術就可以讓結石消失，像魔法一般的治療是有的。不過在說明之前，要先讓各位知道為什麼膽結石非治療不可。

膽囊中較小的膽結石，會靠著膽囊的收縮而排出膽囊外，進入膽和腸連結的管（總膽管），然後隨著膽汁向著小腸方向流動。

此時，因為結石很少，所以在經過小腸出入口時，可以很順利地滑溜進去。但是沒有辦法進出小腸的大結石，就會浮在膽總管中。

這些結石一旦在出入口聚集就糟糕了。膽汁無法順利從出入口進去，就會一點點積在總膽管中。

但即使如此，肝臟還是不斷在製造新的膽汁，沒有流通方向的膽汁，會逆流回肝臟，終於逆流到血管中，這種狀態就是閉塞性黃疸。

這樣一來，肝臟的機能逐漸衰弱，最可怕的是細菌會在屯積的膽汁中繁殖，引起劇烈疼痛，發燒，如不及早處理，可能會死亡。停留在膽囊中的結石也不安全，他會引起膽囊粘膜的發炎、劇痛、發燒，都是因為膽囊炎。

膽囊炎極端惡化，膽囊會破裂，膽汁流到腹部，患有膽囊癌的人，膽中有結石的比率極高，據推定膽結石和膽囊癌有密切關係。

談到此，現在患有膽結石的人一定想趕快用手術取出結石吧！其實不用驚慌，有些人雖有膽結石，但一輩子卻都沒事，這種完全沒有症狀出現的膽結石，稱為無症候性膽結石。

我和不少醫生都對這種無症候膽結石是否要開刀而躊躇，因為做膽結石手術時，必須將腹部開得很大，傷痕過大，受手術後的後遺症而困擾的人相當多。

一方面，有膽結石的人，只要有少許症狀出現，原則上我們會勸他動手術。

日本人膽結石的特徵

近來，日本人的膽結石，因飲食生活歐美化而增加。症狀尚未出現前，先用檢查及早發現疾病的風潮大起，偶然的機會下發現的機會是原因之一，但實際上出現症狀的膽結石患者確實在增加，成人約一〇%帶有膽結石。

從膽結石成分來看，分為膽紅素膽結石和膽固醇、膽結石，但膽囊中的結石約七〇%是和飲食生活相關的膽固醇膽結石。

膽固醇膽結石會在膽囊內形成，是因膽汁中的成分平衡失調，特別是膽固醇在膽汁增加，就容易形成膽結石，因此，在飲食中應儘量控制動物性脂肪。

膽結石溶解療法

俗稱「溶化膽結石方法」，但只限於浮在膽囊內的結石還不大（直徑一公分以下）。還有一個條件是不能太硬。硬度的測量是以含鈣的多寡做判斷，這要用腹部X光的照攝看看能不能拍得出來。

要溶解膽結石就要吃藥。膽結石形成的原因是膽汁成分不平衡，一旦形成的膽結石要想溶解，必須吃導正膽汁的成分平衡的藥。

這種魔法般藥物中所含的主要成分是膽汁酸，膽汁酸是正常人的膽汁原來含有成分，膽汁中膽汁酸比例一多，就不容易結石，或能夠溶解結石。

以膽汁酸為主要成分的藥分二種類，由主治醫師決定用哪一種。

這種溶解膽結石的藥原本是屬於體內的物質。不過因人而有引起下痢的性質，以不會引起下痢的量，儘量讓膽結石溶化。可惜的是這種藥的成功率不高，如果連續服用半年～一年，膽結石的大小完全沒有改變，就要停止服用。

圖21　膽結石破碎療法

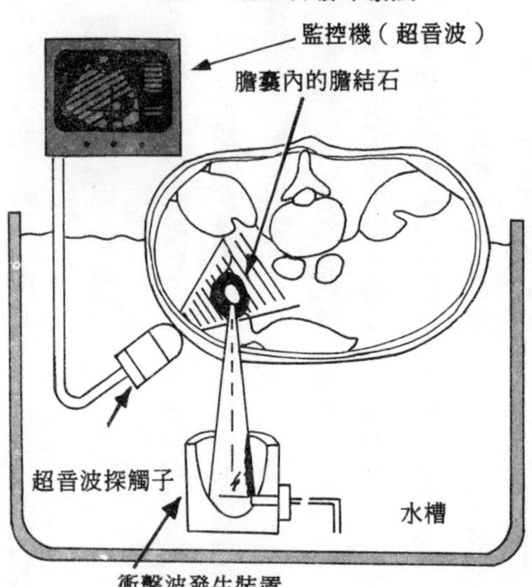

膽結石破碎療法

這種治療法是從身體外面對膽結石撞衝擊波，變成細小碎片後，再追加前面所述的膽結石溶解法。

使用這種非常特別的衝擊波治療的研究，是西元一九七四年西德的醫界開始研究，在經過多次反覆的動物實驗後，一九八〇年二月，世界首創的人類腎臟結石破碎法成功。

腎臟結石的破碎法成功後，這種衝擊波治療物應用到膽結石，一九八五年一月，同樣在西德第一個成功的報告出現。

以後，不斷累積經驗，已經有數千人受這種治療法的恩澤。

發動衝擊波的方法有許多種，例如（圖二十一）所示的，在水中的電極間激起電光，靠這種能量將電極周圍的水一瞬間氣化、壓縮，然後生成衝擊波。生成的衝擊波會向各處發散，所以必須把他們固定於同一方向，將目標定在膽結石上，這時要使用超音波裝置瞄準目標。

另一方面，目前為止所比較不完美的是破碎的結石中，一部分會隨膽汁流到膽管，會在膽汁向十二指腸出入口的乳頭部阻塞，引起黃疸症狀。此時就必須做開刀手術。

而且，並不是所有的膽結石都能治療，最理想的情況是只有一個大結石。膽結石比較大，二～三個的情形，也可能完全治療。小的膽結石數一多，就不容易瞄準固定。具有破碎膽石之能量的衝擊波，通過皮膚和肌肉時會引起傷害，產生疼痛，所以在做治療前要先注射鎮痛劑，如果還不能完全放心，就必要做全身麻醉。

腹腔鏡下膽囊摘取術

膽囊疾病的治療，到了非取出膽囊不可時，就要用全身麻醉切開腹部。

近來，引進一種只在腹部開數個小孔，伸進腹腔鏡的內視鏡或鉗子，藉這些操作取出膽囊的治療方法，安全性也被確認過。

但並非所有的膽囊疾病都能做，只限於膽結石或膽腫瘤屬良性，而且完全沒有附著於周圍的組織的膽囊。又，這種新的方法腹部的傷很小，入院的期間也只要一週而已，比做開腹手術短。

膽囊腫瘤

近來，因為身體健康檢查項目中增加腹部超音波檢查後，被病人尋問「膽囊中有腫瘤出現，該如何是好？」的機會大增。

即使在我們中心，因「腹部的症狀」來診的人，大多是因做超音波檢查才發現膽囊腫瘤。沒有任何病變的膽，在超音波檢查的畫面上，會出現像西洋梨的形狀。膽囊的壁會看得到一層白色，內部的膽汁是黑色。這印出黑色部分的膽囊內部，如果看得到白色，就表示有異常。

這種情形，可能是「膽結石」或「膽囊腫瘤」中的一種，雖不能淸楚區分是何者，但因膽結石相當硬，超音波照到會反射，形成膽結石的白影，很容易和其他的東西區別。

膽結石是浮在膽囊中的較多，改變患者的位置，再看畫面會有移動的現象。相對地膽囊腫瘤很柔軟，和膽結石不同，腫瘤後面不會出現影子，且粘在膽壁上，讓患者的身體起臥躺下也不會改變位置。

以上所說的是典型的情況，光做超音波的檢查，有時也難以辨別是膽結石或是膽囊腫瘤。膽囊中若有腫瘤形成，也不會感到疼痛或不快感的症狀，膽囊本身的機能也不會有影響。最大的問題在腫瘤是粘膜的一部分，像蘑菇一般的隆起，會懷疑是「癌」或「變成癌」的恐慌。

美國前總統雷根所困擾的大腸腫瘤就和「癌」有密切關係，有必要用內視鏡從肛門伸入仔細觀察。此外，最普遍的腫瘤是在胃、聲帶等，不管哪種都和癌有關。

和大腸腫瘤比起來，膽囊腫瘤很幸運地較不易變成「癌」，但缺點是無法用內視鏡做檢查。現在，大小超過一公分的腫瘤，確定是「癌」的機率很高，所以最好動手術。一公分以下時，要反覆做超音波檢查，注意觀察大小或形狀是否有變化。

從最初發現開始，半年後做一次檢查，如果沒有變化，以後一年做一次檢查即可。

和膽結石不同的是膽囊腫瘤不需要做飲食治療。

國家圖書館出版品預行編目資料

肝臟病預防與治療／劉名揚編著
一初版，一臺北市，大展，民86
面；　公分一（健康天地；70）
ISBN 957-557-698-5（平裝）

1.肝──疾病
415.53　　86003091

ISBN 957-557-698-5

肝臟病預防與治療

編著者／劉　名　揚
發行人／蔡　森　明
出版者／大展出版社有限公司
社　址／台北市北投區（石牌）致遠一路二段12巷1號
電　話／(02) 8236031・8236033
傳　眞／(02) 8272069
郵政劃撥／0166955－1
登記證／局版臺業字第2171號
承印者／國順圖書印刷公司
裝　訂／嶸興裝訂有限公司
排版者／千兵企業有限公司
電　話／(02) 8812643
初　版／1997年（民86年） 5月

定　價／180元

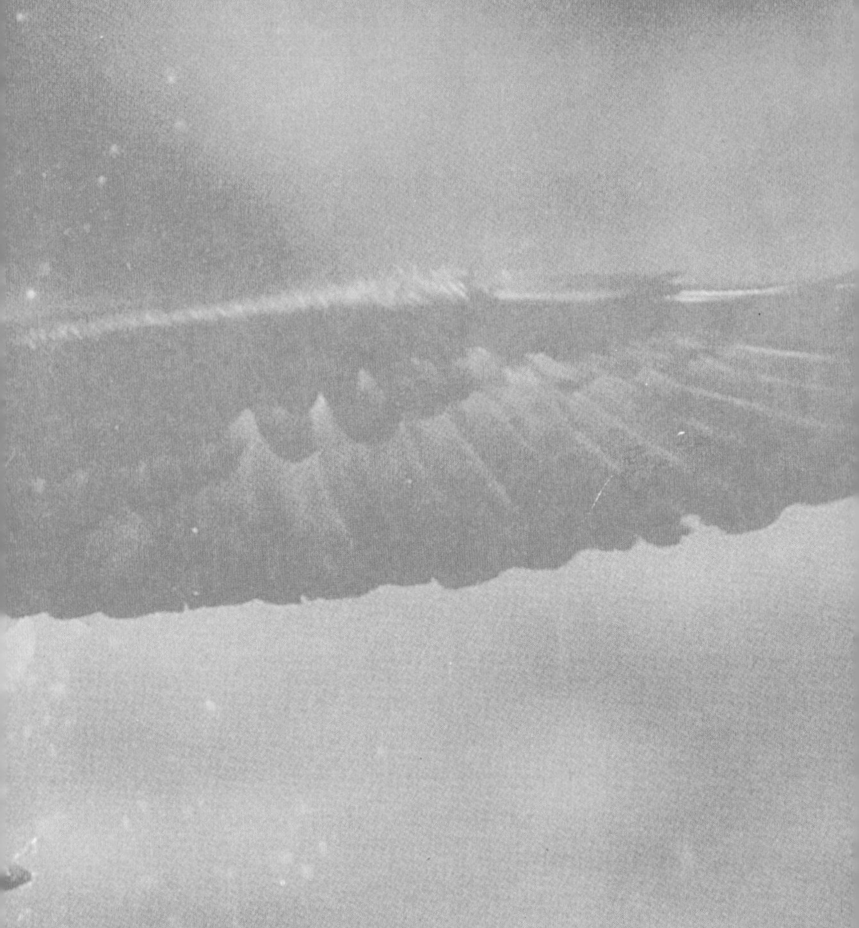

大展好書
好書大展